U0747832

实用临床护理操作规程
——基础护理操作

总 策 划：霍孝蓉

主　　编：刘世晴

编　　者：(按姓氏笔画排序)

丁　慧　马金霖　车南飞　帅苏蓉

申　玲　张婷婷　李晓红　杨惠敏

陈　莹　陈　喆　林　红　莫永珍

顾人音　缪进华

东南大学电子音像出版社

·南京·

东南大学电子音像出版社出版发行

（南京四牌楼 2 号　邮编 210096）

出版人：江建中

网址：www.seupress.com　　邮箱：med@seupress.com

江苏省新华书店经销　　合肥锦华印务有限公司印刷

开本：850mm×1168mm　1/32　印张：3.75　字数：174 千字

2012 年 9 月第 1 版　2014 年 11 月第 2 次印刷

序

　　护理操作是护理人员最直接、最常用的技能,是促进患者康复的重要途径之一。它影响着患者就医过程的体验和感受,关系到广大人民群众对医疗行业的满意度和医院服务质量的提升。

　　随着医学科学的快速发展,各学科新理念、新知识、新技术的不断涌现,护理专业理论与技术也应及时丰富与扩展。江苏省护理学会主持,南京医科大学第二附属医院、江苏省省级机关医院承担的《实用临床护理操作规程》将要面世。它涉及临床护理7个专科和基础护理技能操作,以影像配以文字形式规范了护理操作的流程及考核方法。它在专业水准上有较大提升;在内容上更系统、全面;在形式上更加直观、实用;体现了护理操作的专业、科学、安全和高效,为进一步提升护理内涵提供了保证。

　　《实用临床护理操作规程》可作为省内外各级医院护理人员在临床实践中的应用指南;也是护理院校培养护生的参考。相信它会成为省内外护理人员的良师益友。

　　《实用临床护理操作规程》涉及专业多、内容广,又是音像出版物,参加编写及影像拍摄的各位护理专家勇于创新、积极探索,付出了辛勤的劳动。由于初次尝试存在不足在所难免,希望护理同仁与编者共同探讨修改。

江苏省护理学会理事长　张镇静

2012 年 8 月

前　言

　　护理是一门独立应用型学科,护理工作在疾病治疗和康复过程中起着不可替代的作用。护理操作是护士应具备的最基本技能,是促进患者康复的重要途径。影响着患者就医过程的体验和感受,关系到医疗行业满意度和医院服务质量的提高。

　　近年来随着我国护理教育规模的快速发展,护理教育质量出现了参差不齐、护理教学和临床脱节的现象。临床现有的护理操作流程存在机械、重步骤不重实效;考核训练与实际相脱节;护理操作流程及考核标准不够科学、有效等问题。针对目前临床护理操作中存在的问题,我们编写了一套《实用临床护理操作规程》(以下简称《规程》)。

　　《规程》采用全实景拍摄,以影像配以文字形式展现了临床护理人员标准化的操作流程及考核方法。分为 8 个分项目,分别为基础护理操作、内科护理操作、外科护理操作、妇产科护理操作、儿科护理操作、眼科护理操作、耳鼻咽喉科护理操作、重症监护护理操作,共 99 项操作。对每一项护理操作从评估、准备、流程、沟通要点、注意事项及考核评价等几个方面加以阐述。

　　《规程》重点突出了“以人为本”、护患沟通等人文关怀;充分发挥了护士主观能动性和灵活性;操作流程更加系统、完整;考核标准更注重实效;把整体护理理念、护理程序贯穿于护理操作全过程,以提高护士解决临床实际问题的能力,展现了护理操作的专业、科学、安全和高效。

　　全国从事护理工作的护理人员超过 200 万,各地护理发展水平参差不齐,《规程》采用了影像技术,更加直观地展现了护理技术操作流程与考核的标准化。对培养高质量的实用型护理人才、深化医药卫生体制改革、落实科学发展观具有重要的现实意义。

在省内临床护理专家、护理教育学家的大力支持下,特别是南京医科大学第二附属医院及江苏省省级机关医院院领导、护理部及护理人员的齐心协力下,顺利完成了《规程》的编写与拍摄工作,在此表示感谢!

由于编者水平的局限性,难免存在许多不足,恳请广大护理人员在使用中予以指导纠正。

江苏省护理学会
2012 年 8 月

目　录

第一项　无菌技术

一、无菌持物钳及无菌容器的使用

【评估】

1. 操作目的：① 无菌持物钳用于取放和传递无菌物品；② 无菌容器用于盛放无菌物品并保持其无菌状态。

2. 夹取物品的名称、种类、无菌容器的密封性。

3. 环境评估：无菌操作室及操作台面（治疗桌或治疗车）清洁、宽敞、定期消毒；台面干燥、平坦；操作前半小时停止清扫工作，减少人员走动，避免尘埃飞扬。

【准备】

1. 护士：仪表端庄、衣帽整洁，戴好口罩，洗手，修剪指甲，取下手表。

2. 物品：放置于有盖的无菌干燥罐内的无菌持物钳、无菌容器、放置无菌物品的容器（必要时）。

【流程及注意事项】

流　程	注意事项
1. 检查物品名称、有效期、无菌容器的密封性。 2. 放妥用物，摆放位置合理。	• 无菌持物钳（镊）置于无菌持物罐内，无菌持物罐（干罐）4～8 小时更换一次。 • 钳或镊放右、有物品的无菌罐放中间、空无菌容器放左；如夹取远处物品时，将无菌持物钳或镊及无菌罐移至需取物处。
3. 取出无菌持物钳（镊）： ① 打开无菌持物钳（镊）罐的上半盖； ② 钳（镊）端闭合，垂直取出。	• 避免钳（镊）端触及无菌罐的壁和边缘；取出持物钳时发现前端方向反了可放回重拿。
4. 取出无菌物品： ① 打开容器盖（中间），容器盖无菌面向上置于桌面放妥；	• 无菌持物钳或镊不能用于换药、消毒皮肤及夹取油纱布。 • 避免手触及容器盖内面。

② 打开左边容器盖,取出无菌物品放入无菌容器中;	• 不可用手自镊子上取物品。
③ 盖好左边容器盖。	
5. 放回无菌持物钳(镊):	
① 钳(镊)前端闭合垂直放入无菌持物罐内;	• 避免钳(镊)端触及无菌罐的壁和边缘;放回无菌罐后轴节要打开。
② 盖好持物钳(镊)罐的上半盖。	
6. 盖好中间无菌容器盖。	
7. 效果评价。	

【考核评价】

1. 遵守无菌技术操作原则。

2. 打开或关闭容器盖时,手不可触及容器边缘及内面;取出任何物品须保持无菌状态。

3. 操作者身体应与无菌区保持一定距离;手臂保持在腰部或治疗台面以上。

【口试题】

1. 使用无菌持物钳(镊)和无菌容器过程中,应注意什么?

答:① 每个无菌容器内只放一把无菌持物钳(镊)。② 无菌容器及无菌持物钳(镊)打开后,应记录开启的日期、时间,定期更换消毒。③ 取放无菌持物钳(镊)时,前端应闭合,不可将手伸入容器中。④ 使用无菌持物钳(摄)时应保持钳(镊)向下,取远处物品时,应当连同容器一起搬移到物品旁使用。⑤ 无菌持物钳(镊)不可夹取未灭菌的物品,也不可夹取油纱布。⑥ 使用无菌容器时,不可污染盖内面、容器边缘及内面,如不慎污染无菌面应立即停止使用,重新更换无菌容器。

2. 干罐保存的无菌持物钳(镊)有效期为多长时间?

答:4~8 小时。

【附:考核评分标准】

项目	评 分 标 准	分值	A ×1	B ×0.7	C ×0.5	得分
			评分标准			
评估 (10)	1. 正确解释操作目的。 2. 评估夹取物品的名称、种类、无菌容器的密封性无缺项。 3. 环境评估符合无菌操作要求。	3 4 3				
准备 (15)	1. 护士:仪表端庄、衣帽整洁,戴好口罩,洗手,修剪指甲,取下手表等。 2. 物品准备齐全,并放在治疗车或宽敞的治疗台上。	5 10				
流 程 及 注 意 事 项 (60)	1. 检查物品名称、有效期、无菌容器的密封性无缺项。 2. 物品摆放位置合理,方便操作。 3. 打开无菌持物钳罐的上半盖,手未触及盖的内面。 4. 钳端闭合,垂直取出,钳端未触及无菌罐的壁和边缘。 5. 打开容器盖,容器盖无菌面向上放妥。 6. 取出无菌物品放入无菌容器中,未跨越无菌区。 7. 盖好容器盖,手未触及边缘及内面。 8. 钳或镊前端闭合垂直放入无菌持物罐内。 9. 打开轴节。 10. 盖好持物钳罐的上半盖。 11. 盖好容器盖,手未触及边缘及内面。 12. 效果评价符合实际操作情况。	5 5 5 5 5 5 5 5 5 5 5 5				
提问 (5)		5				
考核 评价 (10)	1. 遵守无菌技术操作原则,无菌物品未被污染,取出物品保持无菌状态。 2. 操作时动作熟练、流畅;身体与无菌区保持一定距离;手臂保持在腰部或治疗台面以上。	5 5				

二、取无菌溶液

【评估】

1. 操作目的:取出并使用无菌溶液。

2. 无菌溶液的种类,无菌溶液的量是否充足,有无铝盖,是否密封,瓶身是否清洁。

3. 环境:无菌操作室及操作台面(治疗桌或治疗车)清洁、宽敞、定期消毒;台面干燥、平坦;操作前半小时停止清扫工作,减少人员走动,避免尘埃飞扬。

【准备】

1. 护士:仪表端庄、衣帽整洁,戴好口罩,洗手,修剪指甲,取下手表。

2. 物品:无菌溶液、开瓶器、弯盘、盛无菌溶液的无菌容器、棉签、消毒溶液、笔、纱布。

【流程及注意事项】

流　程	注意事项
1. 检查无菌溶液:	
① 检查瓶签:名称、剂量、浓度、有效期;	
② 检查瓶盖有无松动;	• 用纱布包裹瓶盖检查瓶盖有无松动,同时擦净瓶身。
③ 检查瓶身有无裂痕,溶液有无沉淀、浑浊、变质、变色。	• 将瓶身倒置,眼前一半是溶液一半是瓶签。
2. 准备无菌容器。	
3. 倾倒无菌溶液:	
① 撬开铝盖;	
② 消毒瓶盖;待干时取出无菌量杯;	
③ 打开瓶塞;	• 用拇指、食指或用双手拇指于标签侧翻起瓶塞,拉出瓶塞。
④ 手持溶液瓶,瓶签向着手心;半圆形旋转冲洗瓶口;	• 倒溶液前再检查一次。
⑤ 由冲洗处倒出溶液;	• 溶液量要准确;倾倒溶液毕退后拿下;倒出的无菌溶液不可倒回瓶内。
⑥ 塞进瓶塞;	• 如瓶口留有溶液,可用无菌纱布擦拭,注意避免污染瓶口。

⑦ 消毒瓶塞;

⑧ 盖好瓶塞。

4. 注明开瓶日期和时间。

5. 效果评价。

• 用棉签自瓶口分别螺旋形向上、向下消毒瓶塞上翻部分和瓶口。

• 手避免触及无菌面。

【考核评价】

1. 遵守无菌技术操作原则。

2. 无菌溶液未被污染,取液量正确。

3. 打开及塞进瓶塞方法正确,不可污染皮塞;瓶签不被浸湿,液体未溅湿台面。

【口试题】

1. 取用无菌溶液的注意事项有哪些?

答:(1) 无菌溶液瓶口不可触及手或其他物品。(2) 不可将无菌或非无菌物品伸入无菌溶液内蘸取或直接接触瓶口倒液,已倒出的液体不可再倒回瓶内。

2. 请说明已开启的无菌溶液瓶的有效期。

答:已开启的无菌溶液瓶的有效期为 24 小时。

【附:考核评分标准】

项目	评 分 标 准	分值	A ×1	B ×0.7	C ×0.5	得分
			评分标准			
评估 (10)	1. 解释操作目的正确。 2. 评估无菌溶液的种类、无菌溶液的量是否充足、有无铝盖、是否密封、瓶身清洁度。 3. 评估环境符合无菌操作要求。	3 4 3				
准备 (15)	1. 护士:仪表端庄、衣帽整洁,戴好口罩,洗手,修剪指甲,取下手表等。 2. 物品准备齐全,并放在治疗车或宽敞的治疗台上。	5 10				
流 程 及 注 意 事 项 (60)	1. 检查瓶签:名称、剂量、浓度、有效期无缺项。 2. 检查瓶盖有无松动、瓶身有无裂痕方法正确。 3. 检查溶液有无沉淀、浑浊、变质、变色无缺项。 4. 准备无菌容器。 5. 撬开铝盖动作娴熟。 6. 消毒瓶盖;待干时取出无菌量杯。 7. 打开瓶塞方法正确,未污染皮塞。 8. 手持溶液瓶,瓶签向着手心。 9. 半圆形旋转冲洗瓶口方法正确。 10. 由冲洗处倒出溶液,溶液量准确。 11. 塞进瓶塞,消毒瓶塞,方法正确。 12. 盖好瓶塞,方法正确。 13. 注明开瓶日期和时间。 14. 效果评价符合实际操作情况。	5 5 5 2 3 2 5 5 5 5 5 3 5 5				
提问 (5)						
考核 评价 (10)	1. 遵守无菌技术操作原则,无菌溶液未被污染。 2. 取液量正确,倒出溶液时未浸湿瓶签,液体不溅湿台面。 3. 操作时动作熟练、流畅,身体与无菌区保持一定距离;手臂保持在腰部或治疗台面以上。	4 3 3				

三、打开无菌包

【评估】

1. 操作目的：取出并使用无菌物品。

2. 无菌包名称、有效期，包裹完好，无潮湿或破损。

3. 环境：无菌操作室及操作台面(治疗桌或治疗车)清洁、宽敞、定期消毒；台面干燥、平坦；操作前半小时停止清扫工作，减少人员走动，避免尘埃飞扬。

【准备】

1. 护士：仪表端庄、衣帽整洁，戴好口罩，洗手，修剪指甲，取下手表。

2. 物品：无菌包、无菌持物钳(镊)、无菌容器或区域、纸、笔。

【流程及注意事项】

流　程	注意事项
1. 检查无菌包名称、有效期、包裹是否完好、有无潮湿或破损。	
2. 打开无菌包：	
◆一次性使用完无菌包打开：	·包内物品一次全部取出时，可将包托在手中打开。
① 解开系带绕妥；	·解开系带时不可将角掀开；系带绕妥夹于指缝中。
② 一手托住无菌包并从包布外抓住包内物品；	
③ 另一手逐层打开包布并抓住四角；	·操作中手不可触及包布内面。
④ 双手将无菌物品递送至无菌区；	·在离无菌区15cm高度时将无菌物品置入无菌区内，注意动作幅度不可过大；此法也适用于递无菌物品给戴无菌手套者。
⑤ 包布折叠放于治疗车下层。	
◆一次性用不完无菌包的打开：	·无菌包在治疗桌或车上放妥。
① 解开系带绕妥并打开此角；	
② 用拇指及食指捏起包布角依次打开其他三角；	·最后打开的角抓在手中；如双层包裹的无菌物品，内层无菌巾用无菌持物钳(镊)打开；取出物品后立即合上此角。

③ 用无菌持物钳(镊)夹取出其中无菌物品;	• 注意避免跨越无菌区;禁止用手拿无菌物品。
④ 按原折痕包起来;	• 先打开的角后关、后打开的角先关。
⑤ 将系带横形缠绕包妥;	
⑥ 注明开包时间(年月日时分);	• 超过 24 小时不能使用。
⑦ 放妥无菌包。	• 放入无菌物品最上层。
3. 效果评价。	

【考核评价】

1. 遵守无菌技术操作原则。

2. 无菌物品及无菌包布的内面未被污染。

【口试题】

1. 打开无菌包前应检查什么?

答:打开无菌包前应检查包布外的 3M 指示胶带消毒标记及品名、灭菌日期、失效日期、消毒人。

2. 请说明未打开的无菌包和已开包的无菌包有效期。

答:未打开的无菌包有效期为 7 天;已开包的无菌包有效期为 24 小时。

【附:考核评分标准】

项目	评 分 标 准	评分标准				得分
		分值	A ×1	B ×0.7	C ×0.5	
评估 (10)	1. 解释操作目的。 2. 评估无菌包名称、有效期、包裹完好、无潮湿或破损。 3. 评估环境符合无菌操作要求。	3 4 3				
准备 (15)	1. 护士：仪表端庄，衣帽整洁，戴好口罩，洗手，修剪指甲，取下手表等。 2. 物品准备齐全，并放在治疗车或宽敞的治疗台上。	5 10				
流程及注意事项 (60)	1. 检查无菌包名称、有效期、包裹是否完好、有无潮湿或破损无缺项。 2. 一次性打开或多次打开无菌包方法正确。 3. 解开系带时绕妥系带，绕系带时未将角掀开。 4. 打开包布时手不触及包布内面，不跨越无菌区。 5. 无菌物品递送至无菌区时动作轻柔；用无菌持物钳(镊)夹取出其中无菌物品时方法正确，保持无菌物品无菌。 6. 一次性打开无菌包后包布折叠放妥于治疗车下层；一次性使用不完的无菌包打开后按原折痕关起来(先打开的角后折，后打开的角先折)，将系带横形缠绕妥，注明开包时间(年月日时分)，放置无菌物品最上层。 7. 效果评价符合实际操作情况。	10 10 5 10 10 10 5				
提问 (5)						
考核评价 (10)	1. 遵守无菌技术操作原则。无菌物品及无菌包布的内面未被污染。 2. 操作时动作熟练、流畅，身体与无菌区保持一定距离，手臂保持在腰部或治疗台面以上。	5 5				

四、铺无菌盘

【评估】

1. 操作目的:提供无菌区,放置无菌物品。

2. 治疗巾包名称、有效期、包裹完好、无潮湿或破损,治疗盘是否清洁干燥。

3. 环境:无菌操作室及操作台面(治疗桌或治疗车)清洁、宽敞,定期消毒;台面干燥、平坦;操作前半小时停止清扫工作,减少人员走动,避免尘埃飞扬。

【准备】

1. 护士:仪表端庄,衣帽整洁,戴好口罩,洗手,修剪指甲,取下手表。

2. 物品:治疗盘、无菌巾包、无菌持物钳、无菌物品、纸、笔。

【流程及注意事项】

流　程	注意事项
1. 检查无菌巾包名称、有效期、包裹是否完好、有无潮湿或破损。	
2. 治疗盘置于稳妥处。	· 治疗盘必须清洁干燥。
3. 根据无菌包内无菌巾数,按不同方法打开无菌包。	
4. 取出无菌巾置治疗盘中央处。	
5. 铺盘:	
① 双手持无菌巾上层两角外面抖开;	· 打开前退后一步,打开时注意无菌面朝向自己;打开无菌巾时如发现无菌巾的开口反了,可先对折铺于治疗盘上,然后将治疗盘方向倒转后继续操作,不可开口向外铺。
② 对折铺于治疗盘上;	· 横折法打开无菌巾时,要找准中心点,逐层打开。
③ 折叠上层无菌巾成扇形,边缘向外;	· 铺好后注意双手从两边往后撤,避免跨越无菌区。
④ 放入无菌物品;	· 无菌物品放置于无菌盘中间处,放物时避免触及或跨越无菌区。

⑤ 拉平上层无菌巾,上下层边缘对齐;

⑥ 折叠无菌巾:开口处向上两折,两侧边缘向下一折。

• 注意避免跨越无菌区域。

6. 注明铺盘时间(年月日时分)。

• 无菌盘在 4 小时内有效。

7. 效果评价。

【考核评价】

1. 遵守无菌技术操作原则。

2. 无菌巾无菌面不可触及衣袖和其他有菌物品,无菌物品、无菌巾无菌面未被污染。

3. 无菌巾内的物品放置合理;无菌巾折叠规整、大小适宜。

【口试题】

1. 铺无菌盘的注意事项有哪些?

答:① 铺无菌盘区域必须清洁干燥,无菌巾避免潮湿。② 无菌巾的无菌面不可触及衣袖和其他有菌物品。③ 注明铺无菌盘的日期、时间。

2. 请说明已铺好的无菌盘的有效期。

答:已铺好的无菌盘在 4 小时内有效。

【附:考核评分标准】

项目	评 分 标 准	评分标准				得分
		分值	A ×1	B ×0.7	C ×0.5	
评估 (10)	1. 解释操作目的。 2. 评估治疗巾包名称、有效期、包裹无潮湿或破损、治疗盘清洁干燥;无菌巾和治疗盘的大小合适。 3. 评估环境符合无菌操作要求。	3 4 3				
准备 (15)	1. 护士:仪表端庄、衣帽整洁,戴好口罩、洗手,修剪指甲,取下手表等。 2. 物品:准备齐全,并放在治疗车或宽敞的治疗台上。	5 10				
流 程 及 注 意 事 项 (60)	1. 检查无菌包名称、有效期、包裹完好、有无潮湿或破损无缺项。 2. 治疗盘清洁干燥,置于稳妥处。 3. 解开无菌包系带,方法正确。 4. 打开无菌包方法正确。 5. 取出无菌巾置治疗盘中央处,手不触及无菌面。 6. 双手持无菌巾上层两角外面抖开,无菌面朝向正确,铺于治疗盘上。 7. 折叠上层无菌巾成扇形,边缘向外。 8. 放入无菌物品,物品放置合理。 9. 拉平上层无菌巾,上下层边缘对齐。 10. 折叠无菌巾方法正确,不跨越无菌区域。无菌巾折叠的大小适宜。 11. 注明铺盘时间(年月日时分)。 12. 效果评价符合实际操作情况。	5 5 5 5 5 5 5 5 5 5 5 5				
提问 (5)						
考核 评价 (10)	1. 遵守无菌技术操作原则,无菌物品及无菌巾未被污染。 2. 操作时动作熟练、流畅,身体与无菌区保持一定距离,手臂保持在腰部或治疗台面以上。	5 5				

五、戴、脱无菌手套

【评估】

1. 操作目的:在治疗、护理中确保无菌效果。

2. 无菌手套的有效期及手套尺码。

3. 环境:无菌操作室及操作台面(治疗桌或治疗车)清洁、宽敞、定期消毒;台面干燥、平坦;操作前半小时停止清扫工作,减少人员走动,避免尘埃飞扬。

【准备】

1. 护士:仪表端庄、衣帽整洁,戴好帽子和口罩,洗手,修剪指甲,取下手表,注意系好袖口(不可将衣袖上卷)。

2. 物品:无菌手套包或一次性无菌手套、弯盘。

【流程及注意事项】

流　程	注意事项
1. 检查无菌手套有效期及手套尺码。 2. 打开手套带或除去手套外包装(一次性使用)。 3. 滑石粉润滑双手。	• 选择适合自己的手套尺码。 • 打开手套带时,如有系带注意不污染手套带内面。 • 擦滑石粉时低于台面,弯盘随即放治疗车下;如使用一次性手套可不擦滑石粉。
4. 戴手套: ◆一次提取法: ① 用左(右)手捏住左(右)手套口反折处,同时取出两只手套; ② 左(右)手伸入左(右)手套内戴上一只手套; ③ 以戴手套的手指插入另一只手套的反折部内面,戴上另一只手套; ④ 双手调整手套的位置,检查手套有无破损; ⑤ 将手套的反折部翻套在工作衣袖外面。 ◆分次提取法:	• 取出手套时如手指方向不对可转一圈。 • 已戴手套的手不可触及另一只手套的反折面。 • 翻套可使用小手指协助的技巧,不可强拉。

① 一手拎起手套开口处,另一手取出手套;	
② 戴上一只手套;	• 左手拿出的手套戴左手,右手拿出的戴右手。
③ 以戴手套的手指插入另一只手套的反折部内面,戴上另一只手套;	• 未戴手套的手掀开另一只手套袋口,戴好手套的手指插入另一只手套的反折面,取出手套。
④ 戴上另一只手套;	
⑤ 将手套的反折部翻套在工作衣袖外面。	• 不可用力强拉手套的反折部。
5. 检查手套有无破损;双手保持在腰部以上。	
6. 脱手套:	
① 以一手的手指捏住另一手套口外层,将套翻转脱下。	• 不可用力强拉手套边缘后或手指部分;脱手套过程勿让手套污染的部分接触到皮肤
② 将已脱下手套的手指插入另一手套的内侧,脱下另一只手套。	
7. 终末处理。	• 手套脱下后灌满消毒液浸泡,如被血迹污染先用消毒液冲洗;如使用一次性手套,脱下后置于焚烧垃圾桶中。
8. 效果评价。	

【考核评价】

1. 遵守无菌技术操作原则。

2. 戴好手套的手未触及未戴手套的手或手套的内面。

【口试题】

戴手套的注意事项有哪些?

答:① 戴手套时应当注意未戴手套的手不可触及手套的内面,戴手套的手不可触及未戴手套的手或另一手套的里面。② 戴手套后如发现有破洞,应当立即更换。③ 脱手套时,不可用力强拉手套边缘或手指部分。

【附:考核评分标准】

项目	评　分　标　准	评分标准				得分
		分值	A ×1	B ×0.7	C ×0.5	
评估 (10)	1. 解释操作目的。 2. 评估无菌手套的有效期及手套尺码。 3. 环境评估符合无菌操作要求。	3 4 3				
准备 (15)	1. 护士：仪表端庄、衣帽整洁，戴好口罩、洗手，指甲不长，取下手表等。 2. 物品准备齐全，并放在治疗车或宽敞的治疗台上。	5 10				
流程及注意事项 (60)	1. 选择尺码合适的手套。 2. 检查无菌手套有效期、有无潮湿或破损。 ◆戴手套： 3. 打开手套带、系带、滑石粉未污染内面。 4. 用一次提取法或分次提取法取出手套，方面正确。 5. 对准五指戴上一只手套，戴手套的手指插入另一只手套的反折部内面，对准五指戴上另一只手套，方法正确。 6. 分别将手套的反折部翻套在工作衣袖外面。 7. 检查手套有无破损。 ◆脱手套： 8. 手套翻转脱下，方法正确，不用力强拉手套边缘后或手指部分。 9. 按规范要求进行终末处理。 10. 效果评价符合实际操作情况。	5 5 5 5 10 5 5 10 5 5				
提问 (5)						
考核评价 (10)	1. 遵守无菌技术操作原则，戴好手套的双手未被污染。 2. 操作时动作熟练、流畅，不强拉硬拽，手套未被拽破；戴好手套的双手保持在腰部以上。	5 5				

第二项　铺床

一、铺备用床

【评估】

1. 床部件有无损坏、松动；放平床支架。

2. 床垫有无破损、潮湿，是否已消毒。

3. 病房内无病人进餐或进行治疗。

4. 根据季节选择被褥，选择大小合适的床单、被套。

【准备】

1. 护士：仪表端庄，衣帽整洁，戴好口罩，洗手，修剪指甲。

2. 物品：床垫、棉胎或毛毯、枕芯、大单、被套、枕套、护理车（按顺序放置护理车上）。

【流程及注意事项】

流　　程	注意事项
1. 移开床旁桌、床旁椅。	• 移开床旁桌离床约 20cm，床旁椅移置床尾。
2. 翻转床垫。	• 注意床垫接缝与床板接缝吻合。
3. 铺床基：	
① 将大单中缝对齐床中线后散开，两头距离相等；	
② 铺近侧床头、包角（一手托起床垫一角，另一手伸过床头中线处将大单折入床垫下，在距床头 30cm 处，向上提起大单边缘使大单头端呈等边三角形，然后再将两角分别塞入床垫下）；	• 折角手法正确。
③ 同法铺床尾大单；	
④ 中部拉紧塞于床垫下；	
⑤ 同法铺对侧床基。	• 注意中缝对齐，床单平紧。
4. 套被套（"S"形）：	
① 将被套中缝对齐床中线后散开；	
② 打开被套上层至 1/3 处；放入"S"	

形折叠的棉胎;	
③ 展开棉胎,平铺于被套内,系好被套尾部系带;	• 棉胎与被套吻合好,被头充实。
④ 盖被上缘平床头;两侧边缘内折平床沿;	• 两边内折对称,内外整齐、无皱褶。
⑤ 盖被尾端塞于床垫下或内折平床尾。	
5. 套枕套:	
① 拍松枕芯,套上枕套;	• 各角要拉出,平整充实。
② 放置于床头。	• 开口背门。
6. 移回床旁桌、椅。	
7. 整理用物,洗手。	
8. 效果评价。	

【考核评价】

1. 操作中应用节力的原理,尽量减少来回走动的次数。

2. 棉胎与被套吻合好,被头充实;床单平紧;枕头平整充实。

3. 操作时间在 5 分钟内。

【口试题】

1. 铺备用床的目的是什么?

答:保持病室整洁,准备接受新病员。

2. 铺备用床的注意事项有哪些?

答:① 在病员进餐或做治疗时应暂时停铺床。② 铺床前要检查床的各部件有无损坏,若有则应修理后再用。③ 操作中要注意节力、省力原则。④ 各床单元应铺平拉紧,铺床完毕后应整理床单元及周围环境,保持病室整洁。

3. 正确和良好的铺床姿势有哪些?

答:① 铺床时护士两脚应前后或两侧分开,以扩大支撑面,并可以在操作中灵活地前后或左右移动身体。② 在整个操作过程中,护士的身体应保持接近直立,以避免弯腰时增加身体各部段的重量力矩,使腰背区肌群过于紧张。③ 在抬起床褥时,应尽量用身体重心的升降和髋部、两膝及踝部有力屈伸的力量。④ 折叠床单时,肘部及上臂靠近身体,将前臂伸出折叠床单,因重力臂缩短而省力。

【附:考核评分标准】

项目	评 分 标 准	评分标准				得分
		分值	A ×1	B ×0.7	C ×0.5	
评估 (10)	1. 检查床部件无损坏、松动;放平床支架。 2. 根据季节选择被褥,选择大小合适的床单、被套。 3. 病房内无病人进餐或进行治疗。	3 4 3				
准备 (15)	1. 护士:仪表端庄、衣帽整洁,戴好口罩、洗手,必要时修剪指甲。 2. 物品准备齐全,并按操作顺序放在护理车上。	5 10				
流程及注意事项 (60)	1. 移开床旁桌、床旁椅,距离适中。 2. 翻转床垫,床垫接缝与床板接缝吻合。 3. 打开大单一次性成功,中缝对齐床中线,两头距离相等。 4. 铺大单折角手法正确。 5. 床基中缝对齐,床单平紧。 6. 打开被套一次成功,中缝对齐床中线。 7. 打开被套上层至 1/3 处,放入"S"形折叠的棉胎方法正确。 8. 展开棉胎,平铺于被套内,吻合好,系好被套尾部系带。 9. 盖被头平床头,两侧边缘内折平床沿,两边内折对称。 10. 盖被尾端塞于床垫下或内折平床尾。 11. 拍松枕芯,套上枕套,各角拉出;开口背门,放置于床头。 12. 移回床旁桌、椅。 13. 整理用物,洗手。 14. 效果评价符合实际操作情况。	3 3 5 5 5 5 5 5 5 3 5 3 3 5				
提问 (5)						
考核评价 (10)	1. 操作中要应用节力的原理,动作熟练、流畅,无不必要来回走动。 2. 棉胎与被套吻合好,被头充实;床单平紧;枕头平整充实。 3. 操作时间在 5 分钟内。	3 4 3				

18

二、铺麻醉床

【评估】

1. 评估病人的病情、手术部位和麻醉方式。

2. 病房内无病人进餐或进行治疗。

3. 拆除原有大单、被套、枕套；检查床部件有无损坏、松动；放平床支架。

4. 根据季节选择被褥，选择大小合适的床单、被套，必要时给予热水袋。

【准备】

1. 护士：仪表端庄，衣帽整洁，戴好口罩，洗手，修剪指甲。

2. 物品：

① 同备用床，另加橡胶单、中单、别针、热水袋（必要时）；

② 麻醉护理盘：无菌巾内放开口器、压舌板、舌钳、牙垫、通气导管、治疗碗、镊子、氧气导管或鼻塞管、吸痰管、纱布数块，无菌巾外放血压计、听诊器、护理记录单、笔、治疗巾、弯盘、胶布、剪刀、棉签、电筒等（可不做但要说出）；

③ 床边用物：输液架、吸痰器、氧气筒或中心供氧装置、胃肠减压器等。

【流程及注意事项】

流　　程	注意事项
1. 移开床旁桌、床旁椅，必要时翻转床垫。	
2. 铺床基：	
① 按铺备用床法铺好近侧床基；	
② 铺橡胶单及中单，边缘塞入床垫下；	• 橡胶单根据病人的麻醉方式和手术部位放置。
③ 齐床头铺另一块橡胶单和中单；	
④ 同法铺好对侧床基和橡胶单、中单。	
3. 套被套：	

① 套被套(同备用床);	
② 盖被尾端向内或向外反折平床尾;	
③ 盖被开口对门扇形折于一侧床沿。	
4. 套枕套:	
① 拍松枕芯,套上枕套;各角要拉出;	
② 开口背门,立于床头,别针固定。	• 枕头背面下端与床单固定或与床头栏杆固定。
5. 移回床旁桌,床旁椅放于背门床侧。	
6. 放妥麻醉盘及床边用物。	• 床边用物放置背门的一侧。
7. 终末处理,洗手。	
8. 效果评价。	

【考核评价】

1. 操作中应用节力的原理,尽量减少来回走动的次数。

2. 中单完全遮橡胶单,避免橡胶单与病人皮肤直接接触,床单元的要求同备用床。

【口试题】

1. 铺麻醉床的目的是什么?

答:① 便于接受和护理麻醉手术后的病人。② 使病人安全、舒适,预防并发症。③ 保护被褥不被血液或呕吐物污染。

2. 铺麻醉床的注意事项有哪些?

答:① 铺麻醉床应将全部被单更换为清洁的被单。② 根据季节及室温准备病人所需的盖被,冬季应置热水袋于被筒内,病人返回病房后将热水袋移至病人足下,并密切观察做好交班。

3. 麻醉床为什么要根据手术部位铺橡胶单及中单?

答:为了防止手术部位渗出物污染床单,污染后易于更换。

【附:考核评分标准】

项目	评 分 标 准	分值	评分标准 A ×1	B ×0.7	C ×0.5	得分
评估 (10)	1. 了解病人的病情、手术部位和麻醉方式；术后可能需要的抢救或治疗物品。	4				
	2. 根据季节选择被褥，选择大小合适的床单、被套。	3				
	3. 病房内无病人进餐或进行治疗。	3				
准备 (15)	1. 护士：仪表端庄，衣帽整洁，戴好口罩，洗手，必要时修剪指甲。	5				
	2. 拆除原有大单、被套、枕套；检查床部件无损坏、松动，摇平床支架；物品准备齐全，并按操作顺序放在护理车上。	10				
流程及注意事项 (65)	1. 移开床旁桌、床旁椅，距离适中。	3				
	2. 必要时翻转床垫，床垫接缝与床板接缝吻合。	3				
	3. 打开大单一次性成功，中缝对齐床中线，两头距离相等。	5				
	4. 按铺备用床法铺好近侧床基，折角手法正确。	5				
	5. 铺橡胶单及中单，边缘塞入床垫下，根据病人的麻醉方式和手术部位放置，放置位置正确。	3				
	6. 齐床头铺另一块橡胶单和中单。	2				
	7. 同法铺好对侧床基和橡胶单、中单，折角手法正确。	5				
	8. 床基中缝对齐，床单平紧。	3				
	9. 打开被套一次成功，中缝对齐床中线。	3				
	10. 打开被套上层至1/3处；放入"S"形折叠的棉胎；展开棉胎，平铺于被套内，吻合好，系好被套尾部系带。	5				
	11. 盖被尾端向内或向外反折平床尾，一侧扇形折于床沿，开口对门。	5				
	12. 拍松枕芯，套上枕套，各角拉出；立于床头，别针固定，方法正确。	5				
	13. 移回床旁桌、床旁椅放于背门床侧。	3				
	14. 放妥麻醉盘及床边用物。	2				
	15. 整理用物，洗手。	3				
	16. 效果评价符合实际操作情况。	5				
提问 (5)						
考核评价 (10)	1. 操作中要应用节力的原理，动作熟练、流畅，无不必要来回走动。	5				
	2. 棉胎与被套吻合好，被头充实；床单平紧；枕头平整充实，中单完全遮橡胶单。	5				

三、卧有病人床更换床单

【评估】

1. 核对病人；自我介绍；解释操作目的（① 保持病床清洁、干燥；保持病房整洁、美观；② 促进病人舒适，预防压疮等并发症）。

2. 室内环境及温度等（是否需屏风遮挡，关门窗、调室温）。

3. 床单元的清洁程度；床支架是否支撑。

4. 病人的病情、心理反应及配合程度，有无活动限制、肢体瘫痪、皮肤有无压疮及手脚指甲、衣裤清洁程度（是否需要更换衣裤）。

【准备】

1. 护士：仪表端庄，衣帽整洁，戴好口罩，洗手，必要时戴手套。

2. 物品：大单、中单、被套、枕套、床刷及套、护理车（按顺序放置护理车上），必要时备清洁衣裤和屏风。

3. 病人：询问病人是否需小便，必要时协助病人排便。

4. 环境：病房内无病人进餐或进行治疗；酌情关门窗、调室温；必要时遮挡病人。

【流程及注意事项】

流　程	注意事项
1. 携带用物至病人床前，核对病人，解释操作方法并请病人配合。	
2. 移开床旁桌、椅，放平床头、床尾支架。	
3. 铺近侧床基： ① 移枕头于对侧，协助病人往对侧翻身； ② 松近侧各单，中单卷起塞入病人身下； ③ 卷大单塞入病人身下，床垫去尘； ④ 铺近侧清洁大单（同备用床）； ⑤ 放平橡胶单，铺中单。	• 翻身时不得有拖、拉、推等，动作不可过猛，防止坠床。 • 橡胶单去尘后搭在病人身上；床刷用后放于护理车下层。 • 顺序：从床头到床尾。
4. 铺对侧床基：	

① 移枕头于近侧,协助病人往近侧翻身;	
② 撤污中单,橡胶单去尘后搭在病人身上,床垫去尘;	• 撤污大单时从床头卷向床尾撤去。
③ 依次将大单、橡胶单、中单拉平铺好。	• 大单平紧、中缝对齐。
5. 套被套:	
① 移枕头于中间,协助病人仰卧;	
② 清洁被套正面在外铺于盖被上,打开被套开口下1/3;	
③ 棉胎在污被套内折成"S"形;	• 先折近侧由床头到床尾,后折对侧由床头到床尾。
④ 取出棉胎置于清洁被套下1/3处;	
⑤ 套被套;	• 棉胎与被套吻合好,被头充实。
⑥ 撤出污被套;	• 撤出污被套时清洁的盖被可压在病人枕下,不可让病人自己用手拽。
⑦ 盖被折成被筒,尾端塞于床垫下或内折平床尾。	
6. 套枕套:	
① 托起病人颈部,取出枕头;	
② 撤去污枕套,套上清洁枕套置病人头下。	• 必要时更换清洁衣裤。
7. 安置病人。	• 注意床面整齐,询问病人有无不适。
8. 移回床旁桌椅,收屏风,开窗通风。	
9. 终末处理。	
10. 洗手,记护理记录。	
11. 效果评价。	

【考核评价】

1. 病人理解操作目的,配合操作。

2. 操作中保持和病人交流,注意观察病人病情变化。

3. 操作中不过多暴露病人,注意保暖及保护病人隐私。

4. 操作中应用节力原理,动作幅度适中;协助病人翻身时无拖、拉、推等动作。

5. 中单完全遮橡胶单,避免橡胶单与病人皮肤直接接触;床单元的要求同备用床。

【口试题】

1. 为卧床病人更换床单的目的是什么？

答：保持床单平整、舒适，预防压疮，使病室整洁、美观。

2. 在更换床单、被套时应如何保护病人？

答：① 翻身时应关好门窗，尽量不暴露病人，注意病人的保暖及安全，防止坠床。② 避免对病人的拖拉拽等动作，动作轻稳，使病人舒适、安全。③ 操作时应注意观察病人的反应，要注意与病人的沟通交流。

3. 如病人带有多种导管（氧气管、各种引流管等）在更换床单时应注意什么？

答：在为病人更换床单前应检查各种导管有无脱出及是否通畅，给病人翻身时应先将各导管放松，翻身后要检查各个导管有无受压、脱落、曲折等，妥善固定导管，更换好床单后将病人安置于舒适体位。

【附：考核评分标准】

项目	评 分 标 准	分值	A ×1	B ×0.7	C ×0.5	得分
评估 (10)	1. 核对病人,自我介绍,解释操作目的;与病人沟通时态度和蔼,用语恰当。 2. 病人病情、心理反应及配合程度,了解肢体及活动情况等。 3. 室内环境、温度以及床单元、病人衣裤清洁程度等。	3 4 3				
准备 (15)	1. 仪表端庄,衣帽整洁,戴好口罩,洗手;必要时戴手套。 2. 病房内无病人进餐或进行治疗;酌情关门窗、调室温;必要时遮挡病人。 3. 物品准备齐全,并按操作顺序放在护理车上。	5 5 5				
流 程 及 注 意 事 项 (65)	1. 核对病人;解释操作方法,请病人配合。 2. 移床旁桌、椅,距离适中;放平床头、床尾支架。 3. 移枕于对侧;协助病人往对侧翻身。 4. 更换近侧各单,撤单、清扫方法正确。 5. 打开大单一次性成功,两头距离相等,折角手法正确。 6. 移枕于近侧,协助病人往近侧翻身。 7. 撤污中、大单,床垫去尘,方法正确。 8. 依次将大单、橡胶单、中单拉平铺好,大单平紧、中缝对齐,折角手法正确。 9. 移枕于中间,协助病人仰卧。 10. 打开清洁被套一次性成功,正面在外铺于盖被上,中缝对齐床中线。 11. 取出棉胎方法正确,动作轻柔。 12. 套被套方法正确,棉胎平整,吻合好,被头充实。 13. 撤出污被套,方法正确。 14. 托起病人颈部,取出枕头。 15. 拍松枕芯,套上枕套,各角要拉出;置病人头下。 16. 安置舒适体位;保持和病人交流。 17. 移回床旁桌椅,收屏风,开窗通风。 18. 终末处理,洗手,记护理记录。 19. 效果评价符合实际操作情况。	3 3 2 2 5 2 3 5 2 3 2 5 2 2 5 3 3 3 5				
考核 评价 (10)	1. 操作中保持和病人交流,注意观察病人病情变化,注意保暖及保护病人隐私。 2. 操作中应用节力的原理,动作熟练、流畅,幅度适中,翻身时无拖、拉、推等动作。 3. 床单平紧,棉胎与被套吻合好,被头充实,枕头平整充实,中单完全遮住橡胶单。	4 3 3				

第三项　口腔护理

【评估】

1. 携带治疗盘内放压舌板、弯盘、手电筒、pH 试纸至病人床旁。

2. 核对病人,自我介绍,解释操作目的(① 保持口腔清洁、湿润,预防口腔感染;② 去除口臭,增进食欲。昏迷病人向家属解释)。

3. 病人病情、自理情况、心理反应及理解配合程度。

4. 病人的口唇、口腔黏膜、牙龈、舌苔清洁度及有无破溃、气味、假牙等。

5. 压舌板、开口器从白齿处放入,用 pH 试纸擦拭压舌板,知晓口腔酸碱度,以准备药液。

【准备】

1. 护士:仪表端庄,衣帽整洁,戴好口罩,洗手,必要时戴手套。

2. 物品:治疗盘内放治疗碗、足量无菌棉球、漱口液、血管钳、弯盘、压舌板、纱布、治疗巾、pH 试纸、手电筒,漱口杯内备温开水及吸水管,必要时备石蜡油、开口器、外用药、棉签、吸引器、吸痰管等(可在治疗室打开口护包进行准备)。

3. 根据酸碱度选择合适的溶液:pH 酸性选碱性溶液,pH 碱性选酸性溶液,pH 在正常范围选生理盐水(选生理盐水需按取无菌溶液操作方法倾倒,选碳酸氢钠等药液可直接倾倒)。

4. 病人:如有假牙,取出后清洗,用冷开水浸泡;询问病人是否需小便,必要时协助病人排便。

【流程及注意事项】

流　程	注意事项
1. 备齐用物至病人床前,核对病人,解释操作方法并请病人配合。	·清醒病人带漱口水。

2. 选择卧位,颈下垫治疗巾,弯盘置口角旁。	• 侧卧或仰卧位、头偏向一侧。
3. 漱口。	• 口唇干裂者,先用棉球湿润口唇,昏迷病人禁忌漱口。
4. 擦洗口腔:	• 如病人只有牙床,用棉签行口腔护理;昏迷病人需使用压舌板、开口器时,开口器用纱布包裹应从臼齿处放入,牙关紧闭者不可暴力助其张口。
① 血管钳持棉球,棉球湿度适宜;	• 对昏迷病人应当特别注意棉球的干湿度,禁止漱口。棉球在弯盘上方挤干(镊子在上方,血管钳在下方)。血管钳每次只能夹取一个棉球,防止棉球遗留在口腔内。
② 嘱病人咬合上下牙齿,压舌板撑开颊部;	
③ 按顺序擦洗;	• 擦洗时血管钳的弯头不可朝向病人,以免损伤口腔黏膜;避免血管钳与牙齿碰击;如口腔手术者,先擦洗手术部位。擦洗顺序:对侧牙外面→近侧牙外面→对侧上牙咬合面→对侧上牙内面→对侧下牙咬合面→对侧下牙内面→对侧颊面(弧形擦洗颊部)→同法擦洗近侧。
④ 擦洗硬腭,舌面;	• 纵向擦洗;勿伸入过深,以免引起恶心。
⑤ 擦洗完毕,血管钳、镊子、压舌板放入弯盘。	
5. 再次漱口。	
6. 观察口腔情况。	• 必要时要使用外用药。长期应用抗生素者,应密切观察口腔黏膜有无霉菌感染。
7. 安置病人。	• 询问病人病情,嘱病人休息。
8. 终末处理。	
9. 洗手,记护理记录。	
10. 效果评价。	

【考核评价】

1. 操作中保持和病人交流，注意观察病人病情变化。

2. 擦洗时棉球湿度适宜，未损伤牙龈、黏膜，未引起恶心。

3. 病人口腔清洁、无异味，感觉舒适。

【口试题】

1. 口腔护理适用于什么样的病人？

答：禁食、高热、鼻饲、口腔疾患及危重、生活不能自理的病人。

2. 口腔护理的目的是什么？

答：① 保持口腔的清洁、湿润，使病人舒适，预防口腔感染等并发症。② 防止口臭、口垢，促进食欲，保持口腔正常功能。③ 观察口腔黏膜和舌苔的变化及特殊的口腔气味，提供病情的动态信息，如肝昏迷病人出现肝臭，常为肝昏迷先兆。

【附：考核评分标准】

项目	评 分 标 准	评分标准				得分
		分值	A ×1	B ×0.7	C ×0.5	
评估 (10)	1. 核对病人,自我介绍,解释操作目的;与病人沟通时态度和蔼,用语恰当。	3				
	2. 评估病人病情、心理反应及配合程度;了解病人的口腔情况及有无假牙等。	4				
	3. 测试口腔酸碱度,选择合适的溶液。	3				
准备 (15)	1. 护士:仪表端庄,衣帽整洁,戴好口罩、洗手,必要时戴手套。	5				
	2. 物品准备齐全,根据评估情况选择合适的溶液(病人如有假牙,取出后清洗,用冷开水浸泡)。	10				
流程及注意事项 (60)	1. 核对病人,解释操作方法,请病人配合。	3				
	2. 根据情况选择卧位正确。	3				
	3. 颈下垫治疗巾,弯盘置口角旁。	3				
	4. 漱口(口唇干裂者,先用棉球湿润口唇)。	3				
	5. 血管钳持棉球方法正确;钳尖不裸露,弯头不朝向病人。	5				
	6. 棉球湿度适宜,每次只用一个棉球。	5				
	7. 擦洗方法正确,正确使用压舌板、开口器,动作轻柔。	10				
	8. 擦洗顺序正确。	5				
	9. 对口腔疾患处理正确。	3				
	10. 擦洗完毕,协助病人漱口。	3				
	11. 观察口腔情况,必要时要使用外用药。	3				
	12. 安置病人舒适体位。	3				
	13. 终末处理。	3				
	14. 洗手,记护理记录。	3				
	15. 效果评价符合实际操作情况。	5				
提问 (5)		5				
考核评价 (10)	1. 操作中保持和病人交流,随时询问病人的感受,注意观察病人病情变化。	4				
	2. 擦洗时工作轻柔、准确、节力,未损伤牙龈、黏膜,未引起恶心,未污染病人衣服及床单。	3				
	3. 病人口腔清洁、无异味,感觉舒适。	3				

第四项　床上擦浴

【评估】

1. 核对病人,自我介绍,解释操作目的(① 清洁皮肤;② 促进血液循环,活动肢体,预防并发症。昏迷病人向家属解释)。

2. 病人病情、自理程度、心理反应及理解配合程度。

3. 病人肢体活动度、有无肢体偏瘫,皮肤完整度、清洁度,指(趾)甲是否需要修剪。

4. 床单元清洁度。

5. 了解病人习惯使用的水温、护肤用品等。

6. 病房环境是否清洁以及室内温度等(是否需屏风遮挡,关门窗、调室温)。

【准备】

1. 护士:仪表端庄,衣帽整洁,戴好口罩,洗手,必要时戴手套。

2. 物品:脸盆(3 只)、水桶(2 只)、热水、浴巾、毛巾(3 条)、肥皂、梳子、护肤用品、清洁衣裤,必要时备小剪刀、外用药、松节油、石蜡油、棉签、纱布、弯盘、被服、50％乙醇。

3. 病人:询问病人是否需小便,必要时协助排便(饭后 1 小时后方可擦浴,以免影响消化)。

4. 环境:酌情关门窗,调室温,必要时遮挡病人。

【流程及注意事项】

流　程	注意事项
1. 备齐用物至病人床前,核对病人,解释操作方法以取得病人合作。	
2. 盆及肥皂放于凳子或床头柜上。	
3. 松开床尾盖被。	
4. 洗脸及颈部:	
① 头颈下垫浴巾;	
② 清水洗脸(先洗眼)及颈部。	• 注意耳后、皮肤皱折处擦洗干净,擦洗面部不用擦肥皂。
5. 擦洗上身:	• 四肢有外伤时,先脱健侧衣裤后脱患侧(穿时反之)。
① 脱近侧衣袖,下垫浴巾;	

② 擦洗上肢;	• 擦洗程序:湿毛巾→涂肥皂湿毛巾→ 湿毛巾→拧干毛巾→浴巾(手法)。
③ 同法擦对侧上肢;	• 擦洗中注意观察病人病情,如病人出 现意外,立即停止擦浴,给予处理。
④ 擦洗胸腹部;	• 顺序:中线→两侧锁骨中线→两侧 腋前线。
⑤ 擦洗后颈、背部; ⑥ 穿清洁上衣; ⑦ 泡双手并擦干。	• 顺序:中线→两侧肩胛线→两侧腋 后线。
6. 换水、盆及毛巾,擦洗会阴部。	• 不使用擦肥皂。
7. 换水、盆及毛巾,擦洗下肢: ① 脱裤,下垫浴巾,先近侧后擦洗对 　侧下肢; ② 穿清洁裤; ③ 泡脚并擦干。	
8. 梳头。	• 必要时修剪指甲、更换床单及被套。
9. 安置病人,整理床铺。	• 询问病人有无不适,嘱病人休息。
10. 终末处理。	• 打开门窗,收屏风,治疗车推入处 置室分别处理。
11. 洗手,记护理记录。 12. 效果评价。	

【考核评价】

1. 操作中保持和病人交流,注意观察病人病情及皮肤情况。

2. 搓毛巾时,注意病人保暖,用大浴巾盖好病人,不可过多暴露病人。

3. 操作中动作娴熟,持毛巾手法正确;注意应用节力原则;未沾湿被褥。

【口试题】

1. 床上擦浴的目的是什么?

答:① 维持皮肤清洁。② 促进血液循环,活动肢体,预防并发症。③ 观察病人的皮肤情况。

2. 床上擦浴时室温与水温以多少度较为适宜?

答:床上擦浴时室温以 24℃±2℃为宜,水温以 40～45℃为宜,但应使用病人习惯的水温。

【附:考核评分标准】

项目	评　分　标　准	评分标准				得分
		分值	A ×1	B ×0.7	C ×0.5	
评估 (10)	1. 核对病人,自我介绍,解释操作目的;与病人沟通时态度和蔼,用语恰当。 2. 病人病情、心理反应及配合程度;了解病人肢体活动度、皮肤完整度、清洁度等情况;了解病人习惯使用的水温、护肤用品。 3. 病房环境是否清洁以及室内温度等。	3 4 3				
准备 (15)	1. 护士:仪表端庄,衣帽整洁,戴好口罩,洗手,必要时戴手套。 2. 物品准备齐全,根据评估情况选择合适的护肤用品,酌情关门窗、调室温、遮挡病人。	5 10				
流程及注意事项 (60)	1. 核对病人,解释操作方法,请病人配合。 2. 用物放置妥当,松开床尾盖被。 3. 洗脸及颈部,持毛巾手法正确。 4. 耳后、皮肤皱折处擦洗干净。 5. 擦洗上身顺序、方法正确;注意病人保暖,用大浴巾盖好病人,不过多暴露病人。 6. 穿清洁上衣,四肢有外伤时,先脱健侧衣裤后脱患侧,穿时反之。 7. 泡双手并擦干。 8. 换水、盆及毛巾。 9. 擦洗会阴部(不用擦肥皂)。 10. 换水、盆及毛巾。 11. 擦洗下肢顺序、方法正确。 12. 穿清洁裤。 13. 泡脚并擦干。 14. 梳头,必要时剪指甲、更换床单及被套。 15. 安置病人舒适体位。 16. 终末处理。 17. 洗手,记护理记录。 18. 效果评价符合实际操作情况。	3 2 3 2 6 3 3 2 3 2 6 3 3 5 3 3 3 5				
提问 (5)						
考核评价 (10)	1. 操作中保持和病人交流,随时询问病人的感受,注意观察病人病情变化。 2. 操作中动作娴熟,注意应用节力原则;注意病人保暖,未沾湿被褥。 3. 注意病人保暖,不过多暴露病人,病人感觉舒适。	4 3 3				

第五项 床上洗头

【评估】

1. 核对病人,自我介绍,解释操作目的(① 保持头发清洁;② 刺激头部血液循环;③ 使病人舒适、美观,促进身心健康。昏迷病人向家属解释)。

2. 病人病情、自理程度、心理反应及理解配合程度(衰弱病人不宜洗发)。

3. 病人的头发卫生状况及有无头皮损伤情况。

4. 了解病人习惯使用的水温、洗发液等。

5. 病房环境是否清洁以及室内温度等(是否需屏风遮挡、关门窗、调室温)。

6. 洗头车各部件是否完好(如使用洗头车洗头)。

【准备】

1. 护士:仪表端庄、衣帽整洁,戴好口罩,洗手。

2. 物品:洗头车上热水桶中备热水、连接热水桶、橡皮管、莲蓬头、接水盘、污水桶、大毛巾、小毛巾、橡胶单、棉球、纱布、梳子、洗发液、别针、电吹风等。如无洗头车,可用马蹄形枕法或扣杯法,另备量杯。

3. 病人:询问病人是否需小便,必要时协助排便。

4. 环境:移开床旁桌椅,酌情关门窗、调室温,必要时遮挡病人。

【流程及注意事项】

流　程	注意事项
1. 备齐用物至病人床前,核对病人,解释操作方法并请病人配合。	
2. 放妥用物(如用洗头车洗头,接通洗头车电源)。	
3. 病人准备:	

① 解领扣,反折衣领,围小毛巾并固定;

② 病人卧位准备;

③ 两耳塞棉球,纱布遮盖双眼。

4. 洗发。

- 斜角卧床,枕头上铺橡胶单、大毛巾置于肩颈下。

- 程序:湿润头发→涂洗发液→反复揉搓→冲洗干净。洗发时用指腹按摩头皮,避免指甲接触头皮。操作中应密切观察病情,如出现异常情况立即停止。

5. 洗发后处理:

① 用颈部毛巾包裹头发,取下棉球、纱布;

② 协助病人卧于床中央,擦干面部,吹干头发;

③ 撤去橡胶单、大毛巾;

④ 梳理头发。

6. 安置病人。

7. 清理用物,移回床旁桌、椅。

8. 终末处理。

9. 洗手,记护理记录。

10. 效果评价。

- 询问病人有无不适,嘱病人休息。

【考核评价】

1. 操作中保持和病人交流,密切观察病情变化。

2. 注意室内温度和水温,及时擦干头发,防止受凉。

3. 操作中动作娴熟,注意应用节力原则;未沾湿衣服和床铺。

【口试题】

1. 床上洗头的目的是什么?

答:① 保持头发清洁。② 刺激头部血液循环。③ 使病人舒适、美观,促进身心健康。

2. 床上洗头的注意事项有哪些?

答:① 洗发时,应当用指腹按摩头皮,避免指甲接触头皮。② 操作时注意室温和水温,及时擦干头发,防止受凉,避免沾湿衣服和床铺。③ 操作中注意观察病人的病情变化,注意病人的保暖,如病人出现不适,立即停止,衰弱病人不宜洗发。

【附:考核评分标准】

项目	评 分 标 准	评分标准				得分
		分值	A ×1	B ×0.7	C ×0.5	
评估 (10)	1. 核对病人,自我介绍,解释操作目的;与病人沟通时态度和蔼,用语恰当。 2. 病人病情、心理反应及配合程度。了解病人头发卫生状况及有无头皮损伤情况;了解病人习惯使用的水温、洗发液等。 3. 病房环境是否清洁以及室内温度等;洗头车各部件是否完好。	3 4 3				
准备 (15)	1. 护士:仪表端庄、衣帽整洁,戴好口罩、洗手,修剪指甲。 2. 热水及物品准备齐全,根据情况选择合适的洗发液。移开床旁桌椅,酌情关门窗、调室温、遮挡病人。	5 10				
流程及注意事项 (60)	1. 核对病人,解释操作方法,请病人配合。 2. 用物放置妥当,如用洗头车洗头,接通洗头车电源。 3. 安置病人合适体位。 4. 枕头上铺橡胶单、大毛巾置于肩下。 5. 解领扣,反折衣领,围小毛巾并固定,方法正确。 6. 两耳塞棉球,纱布遮盖双眼。 7. 洗发顺序、方法正确(随时注意室温、水温变化)。 8. 洗发后用颈部毛巾包裹头发,方法正确。 9. 取下棉球、纱布。 10. 协助病人卧于床中央,无拖、拉、推等动作。 11. 擦干面部,吹干头发。 12. 撤去橡胶单、大毛巾。 13. 梳理头发。 14. 安置病人舒适体位。 15. 清理用物,移回床旁桌、椅。 16. 洗手,记护理记录。 17. 效果评价符合实际操作情况。	3 3 3 3 3 2 10 3 2 5 3 3 3 3 3 3 5				
提问 (5)						
考核评价 (10)	1. 操作中保持和病人交流,注意观察病人病情变化。 2. 操作中动作娴熟,注意应用节力原则;注意病人保暖,未沾湿衣服、被褥。 3. 及时擦干头发,防止受凉,病人安全,感觉舒适。	4 3 3				

第六项　鼻饲

【评估】

1. 携带治疗盘内放压舌板、弯盘、手电筒至病人床旁。

2. 核对病人,自我介绍,解释操作目的(对不能由口进食的病人补充营养、进行治疗。昏迷病人向家属解释)。

3. 病人病情、自理程度、病人营养情况、治疗及合作程度。

4. 检查鼻黏膜有无肿胀、破损、结痂,有无鼻息肉,鼻中隔弯曲等,了解有无假牙(如有假牙,取出清洗后用冷开水浸泡)。

【准备】

1. 护士:仪表端庄,衣帽整洁,戴好口罩,洗手,必要时戴手套。

2. 物品:治疗盘内放治疗碗、消毒胃管、镊子、弯盘、50ml注射器、纱布数块、石蜡油、汽油或乙醚、棉签、胶布、治疗巾、夹子、别针、压舌板、听诊器、温开水、鼻饲液(温度38~40℃)。

3. 病人:询问病人是否需小便,必要时协助排便;准备体位(取坐位或半坐位,昏迷病人枕头移向肩部)。

【流程及注意事项】

流　程	注意事项
1. 备齐用物至病人床前,核对病人,解释操作方法以取得病人合作。	
2. 准备胶布。	• 准备一长一短两条。
3. 清洁鼻腔。	
4. 插胃管:	
① 颌下铺治疗巾;	• 铺治疗巾时注意不可跨越无菌区。
② 润滑胃管前端;	
③ 测量长度;	• 发际至剑突的距离;测量时用手摸剑突位置并可顶起被子做标记。
④ 自鼻孔轻轻插入,插入10~15cm时嘱病人吞咽,轻轻将胃管送入胃内,其长度为45~55cm。	• 昏迷病人插入10~15cm后将头前倾,下颌尽量靠近胸骨,插管时注意镊子不可碰到鼻尖。
5. 检查口腔内有无胃管盘曲。	

6. 验证胃管是否在胃内。	• 用注射器抽吸胃液以判断胃管是否在胃内。
7. 固定胃管。	• 短胶布贴鼻尖,长胶布贴颊部。
8. 注入鼻饲液: ① 每次鼻饲前先确认在胃内,鼻饲前后要注入温水冲洗;	• 置管后休息 20 分钟再行鼻饲。 • 注入顺序:抽胃液→温开水→鼻饲液→温开水。每天检查胃管插入的深度,鼻饲前检查胃管是否在胃内,并检查病人有无胃潴留,胃内容物如超过 150ml 时,应当通知医师减量或暂停鼻饲。鼻饲混合饮食,应当间接加温,以免蛋白凝固。
② 包好胃管末端、反折、夹紧、固定。	
9. 安置病人。	• 鼻饲后保持半卧位 20～30 分钟。长期鼻饲者每日做口腔护理 2 次。
10. 清理用物。	
11. 洗手,记护理记录。	
12. 拔管: ① 用物准备; ② 核对病人,向病人解释; ③ 颌下置弯盘,胃管末端置于弯盘; ④ 夹紧胃管末端,嘱病人屏住呼吸,迅速拔出; ⑤ 观察并清洁口腔及鼻腔的黏膜。	• 必要时行口腔护理。拔除胃管后应观察病人进食情况。
13. 安置病人。	• 询问病人病情,嘱病人休息。
14. 终末处理。	
15. 洗手,记护理记录。	
16. 效果评价。	

【考核评价】

1. 操作中保持和病人交流,注意观察病人病情变化,病人安全。

2. 病人理解插管的目的,主动配合。

3. 操作中动作轻柔、熟练,插管顺利。

【口试题】

1. 鼻饲的目的是什么?

答:为不能经口进食或拒绝经口进食的病人,从胃管灌入流质食物,保证病人摄入足够的营养、药物及水分。

2. 哪些病人不宜应用鼻饲法?

答:鼻腔有异物者、呼吸功能不良者及食道静脉曲张者不宜应用鼻饲法。

3. 证明胃管在胃内的方法有几种?

答:① 用注射器抽吸胃管,有胃液被吸出。② 用注射器向胃管注入 10ml 空气,置听诊器于胃部,听到气过水声。③ 将胃管末端放入盛水碗中,无气体逸出;如有大量气体逸出,表明误入气管。

4. 胃管插入的长度为多少?

答:胃管插入的长度应为 45~55cm。

5. 流质食物的温度为多少?

答:流质食物的温度为 38℃~40℃。

6. 鼻饲者给口服药时应注意些什么?

答:鼻饲者给口服药时应先研碎,溶解后灌入,鼻饲前后均应用 20ml 的温开水冲洗导管,防止管道堵塞。

【附:考核评分标准】

项目	评 分 标 准	分值	A ×1	B ×0.7	C ×0.5	得分
			评分标准			
评估 (10)	1. 核对病人,自我介绍,解释操作目的;与病人沟通时态度和蔼,用语恰当。	3				
	2. 了解病人病情、心理反应、营养情况、治疗及配合程度。	4				
	3. 病人鼻腔黏膜情况及有无假牙等。	3				
准备 (15)	1. 护士:仪表端庄,衣帽整洁,戴好口罩,洗手;必要时戴手套。	5				
	2. 物品准备齐全,鼻饲液温度适宜。准备体位,如有假牙,取出后清洗,用冷开水浸泡。	10				
流程及注意事项 (60)	1. 核对病人,解释操作方法,请病人配合。	3				
	2. 用物放置妥当,准备胶布。	2				
	3. 清洁鼻腔;颌下铺治疗巾,铺治疗巾时不跨越无菌区。	3				
	4. 润滑胃管前端,测量长度,方法正确。	5				
	5. 自鼻孔轻轻插入胃管,检查口腔内有无胃管盘曲,方法正确。	5				
	6. 验证胃管是否在胃内,方法正确。	3				
	7. 胃管固定妥善,方法正确。	3				
	8. 注入鼻饲液,方法正确。	5				
	9. 鼻饲完毕妥善包好胃管末端、固定,方法正确。	5				
	10. 鼻饲后安置病人体位适当;清理用物。	3				
	11. 洗手,记护理记录。	3				
	12. 拔管,用物准备齐全。	3				
	13. 拔管方法正确。	3				
	14. 观察并清洁口腔及鼻腔黏膜,必要时行口腔护理。	3				
	15. 安置病人,终末处理。	3				
	16. 洗手,记护理记录。	3				
	17. 效果评价符合实际操作情况。	5				
提问 (5)						
考核评价 (10)	1. 操作中保持和病人交流,随时询问病人的感受,注意观察病人病情变化,病人安全。	4	2	1	0	
	2. 病人理解插管的目的,主动配合。	3	3	2	1	
	3. 操作中动作轻柔、娴熟,插管顺利。	3	2	1	0	

第七项　氧气吸入

【评估】

1. 携带治疗盘(内放压舌板、听诊器、手电筒、弯盘)至病人床旁。

2. 核对病人,自我介绍,解释操作目的(供给病人氧气,改善缺氧症状。昏迷病人向家属解释)。

3. 病人病情,意识状况,缺氧程度(轻、中、重);观察呼吸频率、节律,鼻尖、口唇、指甲的紫绀情况(肺水肿病人立即给予半坐卧位)。

4. 病人鼻腔情况,有无鼻黏膜肿胀、破损、鼻息肉,鼻中隔弯曲等。

5. 病房环境有无明火、暖气片及易燃品等。

【准备】

1. 护士:仪表端庄,衣帽整洁,戴好口罩,洗手。

2. 物品:氧气装置一套,湿化瓶内放湿化液。治疗盘内放盛水容器(内盛冷开水)、弯盘、橡胶管、玻璃接管、鼻导管(鼻塞或面罩)、纱布、棉签、胶布。

3. 根据病情选择湿化液,决定氧流量。

4. 病人:询问病人是否需小便,必要时协助排便。

5. 环境:周围无明火、暖气片及易燃品。

【流程及注意事项】

流　　程	注意事项
1. 装表:	
◆ 氧气筒装表	
① 检查氧气筒及各部件;	
② 打开总开关,清洁气门,迅速关好总开关;	
③ 上氧气表;	• 上氧气表时将表略后倾接于气门上,初步旋紧,扳手加固使表直立。

④ 接湿化瓶、接氧气导管(橡胶管、接管);

⑤ 检查流量表是否关好;

⑥ 开总开关→开流量表,检查各衔接部位有无漏气,氧气流出是否通畅;

⑦ 关总开关→关流量表,将氧气筒推至床边。

◆ 中心供氧装表

① 备齐用物至病人床前,核对病人,解释操作方法以取得病人合作;

② 检查氧气装置各部件;

③ 将氧气表接头用力插入墙上氧气出口;

④ 向外轻轻拉接头,确认已接紧;

④ 接湿化瓶、接氧气导管(橡胶管、接管);

⑤ 开流量表,检查各衔接部位有无漏气,氧气流出是否通畅;

⑥ 关流量表。

2. 给氧:

◆ 鼻导管给氧(氧气筒给氧):

① 备齐用物至病人床前,核对病人,解释操作方法以取得病人合作;

② 清洁鼻腔;

③ 连接鼻导管,打开总开关,按医嘱调节好氧流量;

④ 润滑鼻导管前端;

⑤ 测量长度,插入鼻腔,妥善固定。

◆ 鼻塞给氧(中心供氧):

① 清洁鼻腔;

② 连接鼻导管,调节好氧流量;

③ 将鼻塞塞入鼻孔内。

• 湿化瓶需每日更换消毒;添加蒸馏水时应先将瓶内残余的水倒掉。

• 使用氧气过程中做到四防:防火、防油、防热、防震。

• 长期给氧者每日更换鼻导管并由另一侧鼻孔插入。

• 使用氧气时,先调后用。

• 长度:鼻尖至耳垂的2/3。

3. 观察、记录。	• 使用过程中,观察病人缺氧的改善情况;按需调节氧流量,注意用氧安全;停止或改变氧流量时,先将氧气与鼻导管分离,以防大量氧气突然冲入呼吸道而损伤肺组织。
4. 停止用氧: ① 用纱布包裹导管拔出(鼻导管给氧); ② 关流量表→关总开关→打开流量表放余气(流量表指针归 0)→关流量表; ③ 分离鼻导管置弯盘。	• 停用氧气时,先拔后关。
5. 安置病人。 6. 将氧气筒推至指定地点。	• 空桶必须挂标记;氧气筒内氧气不可用尽,压力表降至 5kg/cm² 即不可再用。
7. 终末处理。 8. 洗手,记护理记录。 9. 效果评价。	

【考核评价】

1. 熟练安装、使用氧气表及各部件。

2. 根据病情选择给氧方式,湿化液配制及氧流量调节符合病情需要。

3. 操作中保持和病人交流,密切观察病情变化。

【口试题】

1. 吸氧的目的是什么?

答:通过给氧,可提高肺泡内氧分压,改善各种原因造成的缺氧状态,促进代谢,是维持机体生命活动的一种治疗方法。

2. 吸氧浓度和氧流量如何换算?

答:吸氧浓度(%)＝21＋4×氧流量(L/min),其中 21 指的是空气中氧浓度(20.93%),4 为系数。

3. 引起氧中毒的原因及临床表现有哪些?

答:长时间、高浓度的氧气吸入可导致肺实质的改变,如肺泡壁增厚出血。氧中毒病人的表现为:胸骨后有灼热感、干咳、恶心呕吐、烦躁不安,进行性呼吸困难,继续增加氧浓度仍不能使病人的动脉血氧分压保持在理想水平。

4. 如何预防氧中毒?

答:① 避免长时间高浓度氧疗。② 吸氧浓度>50%,吸氧48小时以上可产生氧中毒。③ 吸纯氧不能超过4～6小时。④ 氧浓度的最大安全值在40%。⑤ 吸氧浓度<28%,即使长时间吸氧也不会发生副作用和危险。

5. 一般情况下湿化瓶内放什么湿化液,量为多少?

答:一般情况下湿化瓶内放1/3的蒸馏水或冷开水。

6. 肺水肿的病人湿化瓶内放什么湿化液,为什么?

答:急性肺水肿时湿化瓶内放20%～30%乙醇,以降低肺泡内泡沫的表面张力,使泡沫破裂,扩大气体和肺泡壁接触面,使气体易于弥散,改善气体交换能力。

【附:考核评分标准】

项目	评 分 标 准	评分标准				得分
		分值	A ×1	B ×0.7	C ×0.5	
评估 (10)	1. 核对病人,自我介绍,解释操作目的;与病人沟通时态度和蔼,用语恰当。	3				
	2. 评估病人病情、意识、缺氧程度,观察呼吸频率、节律及鼻腔情况等。	4				
	3. 评估病房环境有无明火、暖气片及易燃品等。	3				
准备 (15)	1. 护士:仪表端庄,衣帽整洁,戴好口罩,洗手,必要时戴手套。	5				
	2. 物品准备齐全,根据病情准备湿化液;病房环境安全。	10				
流程及注意事项 (60)	1. 检查氧气筒(或中心供氧装置)各部件。	3				
	2. 安装氧气表方法、流程正确。	5				
	3. 检查各衔接部位有无漏气,氧气流出是否通畅,关流量表。	5				
	4. 核对病人,解释操作方法以取得病人合作。	3				
	5. 根据病情协助病人取舒适体位及合适的给氧方式。	3				
	6. 清洁鼻腔,连接鼻导管。	3				
	7. 打开总开关,按医嘱调节氧流量。	5				
	8. 润滑鼻导管前端,测量长度,插入鼻腔,长度适宜(如为鼻塞给氧,将鼻塞塞入鼻孔内)。	5				
	9. 妥善固定。	3				
	10. 观察、记录用氧情况。	3				
	11. 停用氧气时先拔后关,方法正确。	5				
	12. 安置病人舒适卧位,检查鼻腔情况,询问病人感受。	3				
	13. 氧气筒用毕推至指定地点,悬挂满或空标记。	3				
	14. 终末处理。	3				
	15. 洗手,记护理记录。	3				
	16. 效果评价符合实际操作情况。	5				
提问 (5)						
考核评价 (10)	1. 操作中保持和病人交流,密切观察病情变化,病人安全。	4				
	2. 操作动作轻柔、娴熟、准确、节力。	3				
	3. 湿化液及氧流量调节符合病情需要,病人缺氧症状改善、感觉舒适。	3				

第八项　雾化吸入

【评估】

1. 携带治疗盘（内放压舌板、听诊器、手电筒、弯盘）至病人床旁。

2. 核对病人，自我介绍，解释操作目的（① 使药液吸入呼吸道，达到解痉、祛痰、消除炎症等治疗效果；② 湿化呼吸道）。

3. 病人病情，治疗情况，听诊肺部呼吸音情况；询问病人是否痰粘稠不易咳出，是否无力咳痰。

4. 观察病人口腔黏膜及呼吸道通畅情况。

5. 病房内有无电插头，是否需要接线板。

【准备】

1. 护士：仪表端庄，衣帽整洁，戴好口罩，洗手。

2. 物品：超声雾化吸入器一套、水温计（为多个病人操作时）、弯盘、冷开水、治疗巾、药液。

3. 病人：询问病人是否需小便，必要时协助排便；取舒适体位。

【流程及注意事项】

流　　程	注意事项
1. 安装雾化器、加药：	• 连续使用雾化器时，中间需间隔 30 分钟。
① 检查雾化吸入器各部件；	
② 水槽内加无菌冷蒸馏水至所需刻度；	• 自来水含有杂质，可影响机器寿命。忌加热水，槽内水温＞60℃或水量不足时，要关闭雾化器，调换或加水。
③ 根据病人病情及医嘱选择雾化液，加入雾化罐内，加盖；	
④ 连接雾化器主件及螺纹管，接口含嘴。	• 螺纹管长度适中；口含嘴用无菌纱布包裹。
2. 备齐用物至病人床前，核对病人，解释操作方法以取得病人合作。	
3. 治疗巾围于病人颌下。	

4. 接通电源,打开电源开关。
5. 调整定时开关。

- 一般 4～6 小时使用 1 次,每次 15～20 分钟,长时间使用或使用太频繁易造成肺部积水。

6. 打开雾化开关,调节雾量。
7. 将口含嘴放入病人口中,指导病人采用深而慢的呼吸。

- 指导病人用嘴吸气鼻子呼气,吸入后摒气 3 秒,再吐出,有助于药物到达下呼吸道,避免过度换气。

8. 治疗毕:取出口含嘴,关雾化开关,关电源开关。
9. 擦干病人面部,鼓励病人将痰液咳出,再次听诊,观察病情变化。

- 必要时给予拍背。

10. 安置病人,交待注意事项。
11. 终末处理。
12. 洗手,记护理记录。
13. 效果评价。

【考核评价】

1. 操作中保持和病人交流,密切观察病情,病人安全。
2. 各部件及管道衔接好,无漏气。
3. 病人了解目的,配合方法正确;病人感觉舒适,达到治疗目的。

【口试题】

1. 雾化吸入的目的是什么?

答:① 使药液吸入呼吸道,达到消炎、镇咳、祛痰、解除呼吸道痉挛的作用,改善通气功能。② 湿化呼吸道。③ 预防、治疗病人发生呼吸道感染。

2. 雾化吸入的注意事项有哪些?

答:① 使用前检查雾化器性能。② 操作中注意不要损坏水槽底部的晶体换能器和雾化罐底部的透声膜。③ 水槽内切忌加入热水,水槽内水温超过 60℃或水量不足时,应关闭雾化器,调换或加冷开水;水槽内无足够的冷水及雾化罐内无液体的情况下不能开机。④ 连续使用雾化器时,中间需间隔 30 分钟。

【附:考核评分标准】

项目	评 分 标 准	评分标准				得分
		分值	A ×1	B ×0.7	C ×0.5	
评估 (10)	1. 核对病人,自我介绍,解释操作目的;与病人沟通时态度和蔼,用语恰当。 2. 病人病情、心理反应及配合程度,听诊肺部呼吸音情况;了解病人口腔黏膜及呼吸道通畅情况等。 3. 病房内有无电插头,是否需要接线板。	3 4 3				
准备 (15)	1. 护士:仪表端庄、衣帽整洁,戴好口罩、洗手。 2. 物品准备齐全,根据病情需要准备药液;根据情况准备接线板;雾化器各部件及管道完好。	5 10				
流程及注意事项 (60)	1. 水槽内加水至所需刻度,符合要求。 2. 配制药液,加入雾化罐内、加盖,方法正确。 3. 连接雾化器主件、螺纹管及接口含嘴,方法正确。 4. 用物带至病人床边,核对病人,解释操作方法,请病人配合。 5. 安置病人舒适体位,治疗巾围颌下。 6. 接通电源,打开电源开关,调整定时开关符合要求(一般15～20分钟/次)。 7. 打开雾化开关,调节雾量适当。 8. 将口含嘴放入病人口中,指导病人深呼吸,吸入方法正确、有效。 9. 治疗毕,取出口含嘴。 10. 关雾化开关,关电源开关,顺序正确。 11. 擦干病人面部,鼓励病人将痰液咳出。 12. 听诊肺部呼吸音情况,观察病情变化。 13. 安置病人舒适卧位,交待注意事项。 14. 终末处理。 15. 洗手,记护理记录。 16. 效果评价符合实际操作情况。	3 5 5 3 3 5 3 5 3 5 3 3 3 3 3 5				
提问 (5)						
考核评价 (10)	1. 操作中保持和病人交流,密切观察病情,病人安全。 2. 各部件及管道衔接好,无漏气。 3. 病人了解目的,配合方法正确,病人感觉舒适,达到治疗目的。	4 3 3				

第九项　生命体征测量

一、体温、脉搏、呼吸测量

【评估】

1. 核对病人,自我介绍,解释操作目的(观察体温、脉搏、呼吸的变化,为疾病诊断、治疗的护理提供依据。昏迷病人向家属解释)。

2. 病人病情、意识状况、自理程度及口腔情况。

3. 了解病人 30 分钟内有无进食、洗澡、坐浴、灌肠、冷(热)敷,无剧烈活动、情绪激动等。

【准备】

1. 护士:仪表端庄,衣帽整洁,戴好口罩,洗手。

2. 物品:体温计、纱布、弯盘、秒表、听诊器(多根体温表放无菌容器中,单根体温表用纱布包裹)。

3. 病人:30 分钟内无进食、洗澡、剧烈活动等。

【流程及注意事项】

流　程	注意事项
1. 备齐用物至病人床前,核对病人,解释操作方法并请病人配合。	
2. 测体温	
(1) 检查体温表完好情况及体温计刻度是否在 35℃以下。	
(2) 根据病情选择测量体温的方法。	• 如极度消瘦者不宜测腋温。婴幼儿、意识不清或不合作的病人测体温时,护士应当守候在病人身旁,注意固定体温表,防止发生意外。如有影响体温测量的因素时,应当推迟 30 分钟测量。发现体温与病情不符时,应当复测体温,必要时做肛温、口温对照。

◆ 口腔测量:

① 口表水银端斜放于舌下热窝处;嘱病人闭口;

② 3~5分钟后取出。

◆ 腋下测量:

① 体温表水银端置于病人腋窝深处,请病人夹紧体温表;

② 8~10分钟后取出。

◆ 直肠测量:

① 暴露肛门,润滑肛表;将肛表水银端轻轻插入肛门3~4cm,固定;

② 3分钟后取出,擦净肛门。

(3) 用纱布擦净体温表。

(4) 读数后,甩至35℃以下放入弯盘中。

(5) 记录。

3. 测脉搏、呼吸

(1) 病人近侧手腕部伸展,至舒适位置。

(2) 将食指、中指、无名指的指端按在病人桡动脉表面,计脉搏次数。

(3) 手仍按在病人腕上,观察病人胸部或腹部起伏,计呼吸次数。

(4) 记录。

4. 安置病人。

5. 终末处理。

6. 洗手,将测量结果绘制在体温单上。

7. 效果评价。

- 勿用牙咬体温表。若不慎咬破汞体温计,应立即清除口腔内玻璃碎片,再口服大量蛋清或牛奶延缓汞的吸收,在不影响病情的情况下,给服大量的韭菜等粗纤维食物以促进汞的排泄。

- 如腋下有出汗现象,先擦干皮肤。上肢有偏瘫时在健侧测量。

- 异常呼吸、脉搏需测1分钟。脉搏短绌的病人由2名护士同时测量,一人听心率,一人测脉率,同时开始,由听心率的人发出"起"、"停"口令,开始计数一分钟,记录方式为心率/脉率/分。

【考核评价】

1. 操作中注意和病人交流,注意病人保暖,密切观察病情,病人安全。

2. 根据病人情况选择合适的测量方法,体温表放置位置正确,固定良好。

3. 测量结果正确。

【口试题】

1. 正常体温的范围应为多少? 影响体温测量准确性的因素有哪些?

答:正常的口腔温度为 37℃(范围在 36.3℃～37.2℃),腋下温度为 36℃～37℃,直肠下温度为 36.5℃～37.7℃。体温可随性别、年龄、昼夜、进食、运动和情绪的变化等各种因素而有所波动。

2. 用物理或药物降温后多长时间后需再次测温?

答:物理或药物降温后半小时后再测温。

3. 人体体温波动范围为多少? 在正常情况下,每日最高温度与最低温度的波动时间?

答:人体的体温每日变动范围不超过±0.5℃。在正常情况下,最低体温在清晨 2:00～6:00 时,最高体温在下午 14:00～20:00时。

4. 正常的脉搏次数应为多少?

答:正常的脉搏次数应为 60～100 次/分。

5. 正常的呼吸次数应为多少? 呼吸增快常见于哪些疾病,呼吸减慢常见于哪些疾病?

答:正常的呼吸次数为 16～20 次/分。呼呼吸增快常见于:发热、心肺疾患、贫血、甲亢及体力活动时。呼吸减慢常见于:颅内压增高、镇静药与麻醉药用量过大、中毒时。

6. 测量呼吸时的注意事项有哪些?

答:① 呼吸的速率会受到意识的影响,测量时不必告诉病人。② 如病人有紧张、剧烈运动、哭闹等,需稳定后再测量。③ 异常呼吸者、呼吸不规律的患儿及婴儿应测量 1 分钟。

【附:考核评分标准】

项目	评 分 标 准	评分标准				得分
		分值	A ×1	B ×0.7	C ×0.5	
评估 (10)	1. 核对病人,自我介绍,解释操作目的;与病人沟通时态度和蔼,用语恰当。	3				
	2. 病人病情、心理反应、口腔情况及配合程度。	4				
	3. 了解病人 30 分钟内有无进食、洗澡、冷(热)敷、剧烈活动、情绪激动等。	3				
准备 (15)	1. 护士:仪表端庄,衣帽整洁,戴好口罩,洗手。	5				
	2. 物品准备齐全;病人 30 分钟内无进食、洗澡、剧烈活动等。	10				
流程及注意事项 (60)	1. 核对病人,解释操作方法,请病人配合。	3				
	2. 检查体温表完好情况及体温计刻度在 35℃以下。	3				
	3. 根据病情选择合适的测量体温的方法。	5				
	4. 测量体温方法正确,时间符合实际要求。	10				
	5. 测脉搏方法正确,计数准确。	10				
	6. 计数呼吸准确。	5				
	7. 异常呼吸、脉搏测量方法正确,计数准确。	5				
	8. 记录,结果正确。	3				
	9. 安置病人舒适体位。	3				
	10. 终末处理。	3				
	11. 将测量结果绘制在体温单上,符合规范要求。	5				
	12. 效果评价符合实际操作情况。	5				
提问 (5)						
考核评价 (10)	1. 操作中和病人交流,注意观察病情,注意病人保暖。	4				
	2. 病人了解目的,配合方法正确,体温表放置位置正确,固定良好。	3				
	3. 操作中测量结果正确。	3				

二、测血压

【评估】

1. 核对病人,自我介绍,解释操作目的(观察血压的变化,为疾病诊断、治疗的护理提供依据)。

2. 病人病情、治疗情况、肢体活动度、有无偏瘫等,检查病人两侧肢体。

3. 评估病人基础血压,有无服用降压药。

4. 询问病人 30 分钟内有无剧烈活动、情绪激动等。

【准备】

1. 护士:仪表端庄,衣帽整洁,戴好口罩,洗手。

2. 物品:治疗盘内备血压计、听诊器、笔、记录本。

3. 病人:30 分钟内无剧烈活动、情绪激动等,取舒适体位。

【流程及注意事项】

流　程	注意事项
1. 检查血压计是否完好。 2. 备齐用物至病人床前,核对病人,解释操作方法并请病人配合(昏迷病人向家属解释)。	
3. 测量血压:	• 长期观察血压的病人应做到四定:定部位、定体位、定血压计、定时间。
① 取合适体位,将准备测量一侧的衣袖卷至上臂,暴露一臂,手掌向上,伸直肘部;	• 避免衣袖太紧。 • 偏瘫病人应在健侧手臂测血压。
② 血压计"0"点和肱动脉、心脏处于同一水平;	
③ 袖带缠绕,松紧合适;袖带下缘距肘窝上约 2cm;	
④ 听诊器置于肱动脉搏动处,一手稍加固定;	
⑤ 打开水银槽开关,关闭输气球气门;	

⑥ 打气至肱动脉搏动音消失,再升高20～30mmHg;

⑦ 缓慢放气,听到第一声搏动时汞柱所指刻度为收缩压,搏动声突然变弱或消失时汞柱所指刻度为舒张压;

⑧ 取下袖带,驱尽袖带内空气。

4. 安置病人。

5. 整理血压计:

① 卷平袖带放入血压计盒内;

② 右倾 45°关闭水银槽开关;

③ 关闭血压计盒盖。

6. 终末处理(血压计熏蒸消毒,定期检测)。

7. 洗手,记护理记录。

8. 效果评价。

• 发现血压听不清或异常时应重新测量,重新测量时需驱尽袖带内气体,汞柱降至"0",稍待片刻再测量。

【考核评价】

1. 操作中注意和病人交流,注意病人保暖,密切观察病情,病人安全。

2. 病人了解目的,配合方法正确。

3. 上卷衣袖松紧适宜,放气均匀,测量结果正确。

【口试题】

1. 正常血压的范围应为多少? 影响血压测量准确性的因素有哪些?

答:正常血压的范围为正常成人在安静时,收缩压为 12.0～18.6kPa(90 ～ 140mmHg),舒张压为 8.0 ～ 12.0kPa(60 ～ 90mmHg),脉压差为 4.0～5.3kPa(30～40mmHg)。

影响血压测量准确性的因素有:① 开放充气球旁活门速度不可过快。② 袖带的宽窄、松紧等。③ 测量的血压计、测量的部位、测量的体位及测量的时间。④ 如测量下肢血压需特别注明,因下肢血压比上肢血压高 3.0～5.0kPa(22～38mmHg)。

2. 袖带的宽窄松紧对测量血压有何影响？

答：① 袖带过宽：使受压的血管较长，增加血流阻力，使搏动在到达袖带下缘之前已消失，故测出的血压值偏低。② 袖带过窄：需用较高的空气压力才能阻断动脉血流，使测得的血压值偏高。③ 袖带过松：使橡胶袋呈球状，以致有效的测量面积变窄，测得血压偏高。④ 袖带过紧：使血管在未充气前已受压，致测出的血压值偏低。

【附：考核评分标准】

项目	评 分 标 准	评分标准				得分
		分值	A ×1	B ×0.7	C ×0.5	
评估 (10)	1. 核对病人,自我介绍,解释操作目的;与病人沟通时态度和蔼,用语恰当。	3				
	2. 病人病情、心理反应及配合程度;了解病人肢体活动度、有无偏瘫等;了解基础血压及有无服用降压药。	4				
	3. 询问病人 30 分钟内有无剧烈活动、情绪激动等。	3				
准备 (15)	1. 护士:仪表端庄,衣帽整洁,戴好口罩,洗手。	5				
	2. 物品准备齐全,血压计完好;病人 30 分钟内无活动、情绪激动等。	10				
流程及注意事项 (60)	1. 核对病人,解释操作方法,请病人配合。	3				
	2. 取合适体位。	2				
	3. 暴露一侧手臂,手掌向上伸直肘部,病人衣袖不影响测量。	5				
	4. 袖带缠绕,松紧合适,袖带下缘距肘窝距离符合要求。	5				
	5. 血压计"0"点和肱动脉、心脏处于同一水平。	5				
	6. 听诊器置于肱动脉搏动处,一手稍加固定,测量方法正确。	5				
	7. 充气与放气均匀,测量结果准确。	10				
	8. 测量毕取下袖带,驱尽袖带内空气。	3				
	9. 安置病人舒适体位。	3				
	10. 视具体情况,告之病人测量结果,必要时及时汇报医生。	3				
	11. 整理血压计,袖带卷平放入血压计盒内,右倾 45°关闭水银槽开关。	5				
	12. 终末处理。	3				
	13. 洗手,记录。	3				
	14. 效果评价符合实际操作情况。	5				
提问 (5)						
考核评价 (10)	1. 操作中注意和病人交流,注意病人保暖。	4				
	2. 病人了解目的,配合方法正确。	3				
	3. 上卷衣袖松紧适宜,放气缓慢、均匀,测量结果正确。	3				

第十项　注射法

一、皮内、皮下、肌内注射法

【评估】

1. 核对病人,自我介绍,解释操作目的(① 皮内注射法:用于各种药物过敏试验、预防接种、局部麻醉的先驱步骤等;② 皮下注射法:用于预防接种;注入小剂量药物,需在一定时间内发生药效,而不宜口服给药时;③ 肌内注射法:用于不能或不宜口服的药物;不能或不宜作静脉注射,而需迅速发生疗效或药量大的药物)。

2. 病人病情、意识状况、心理状态,是否能够配合操作。

3. 询问用药史、药物过敏史(皮试前需仔细询问病人的药物过敏史和酒精过敏史)。

4. 局部皮肤情况,有无破损、红肿或硬结(肌内注射需评估是否有肢体偏瘫)。

5. 病房环境。

【准备】

1. 护士:仪表端庄,衣帽整洁,戴好口罩,洗手,必要时戴手套。

2. 物品:治疗盘内放置注射器、药液、砂轮、弯盘、纱布、棉签、消毒液、治疗本,做过敏试验须备 0.1%盐酸肾上腺素。

3. 病人:取舒适体位。

4. 环境:清洁,遮挡病人(必要时)。

【流程及注意事项】

流　程	注意事项
1. 抽吸药液: ① 查对治疗卡、药液,检查注射器、针头;	• 根据注射药物剂量选择注射器大小,皮内注射用 1ml 注射器。严格执行查对制度;两种药物同时注射时,注意配伍禁忌。
② 铺无菌盘;	• 一个人注射时,不需要铺无菌盘,

③ 吸药、安瓿抽药：持安瓿上段→轻轻旋转使其头部药液甩下，或用手指轻弹安瓿上段，使药液流至下段→用消毒棉签擦拭安瓿头部→消毒纱布(或酒精棉球)包住安瓿头部，捏住适当处→予以折断→以一手食指与中指夹住安瓿，其余各指固定空针→抽取所需药量；

④ 排气、查对、放妥。

2. 备齐用物至病人床前，核对病人(七对)，解释操作方法并请病人配合。

3. 选择注射部位及体位。

4. 消毒皮肤。

5. 注射：

◆ 皮内注射

(1) 再次核对病人；

(2) 排气；

(3) 绷紧注射部位皮肤，针头斜面向上与皮肤呈 5°～10°角刺入皮内；

(4) 固定针栓，缓慢推药液 0.1ml，皮肤形成皮丘，迅速拔针；

(5) 注射后再次核对；

(6) 安置病人，整理床铺；

(7) 按规定时间观察反应结果。

◆ 皮下注射

(1) 再次核对病人；

(2) 排气；

纱布包裹即可。

• 锯安瓿前后砂轮均放在酒精里，不要在安瓿内排气，排气毕套上安瓿。

• 选择神经、血管少且无骨头突出处；避免选择有瘢痕、压痛、结节的部位；选择臀大肌肌内注射时，注射部位定位准确，臀部肌肉放松。侧卧位：上腿伸直，下腿稍弯曲；危重及不能翻身的病人用仰卧位；注意保暖。

• 消毒棉签由中间往周围 3～5cm 环状消毒，不可来回擦拭，待干 30 秒后再行注射。皮试不用碘酊消毒，用 75％乙醇消毒皮肤。

• 注意不浪费药液。

• 针头斜面需完全进入皮内，避免药液漏出，也不可刺入过深。

• 拔出针头后勿按揉，并告知患者不要用手抓注射部位，以免影响观察。

• 询问病人有无不适，交代病人注意事项，嘱其暂不离开病房。

• 青霉素皮试：20 分钟后看结果；结核菌素试验：48～72 小时后看结果。

• 注意不浪费药液。

(3) 绷紧注射部位皮肤,针头斜面向上与皮肤呈 30°～40°角,快速将针梗的 1/3～2/3 刺入皮下;	• 对于过于消瘦或腹部皮下注射时,可捏起局部组织进针,如为专用胰岛素针头,刺入深度根据要求使用。
(4) 固定针栓,抽动活塞有无回血;	• 针筒内如有血液出现,应立即拔出针头,重新更换注射部位。注射肝素时不要回抽,以免形成血肿。
(5) 缓慢注入药液;	• 注意观察病人注射部位及全身反应。
(6) 注射毕,用干棉签按针眼,迅速拔针,按压片刻;	• 注射胰岛素时不可按摩,轻轻加压即可。
(7) 注射后再次核对; (8) 安置病人,整理床铺。	• 询问病人有无不适,交代病人注意事项。
◆肌内注射 (1) 再次核对病人;	
(2) 排气;	• 不浪费药液。
(3) 绷紧注射部位皮肤,针头与皮肤呈 90°角,迅速刺入针梗的 2/3 左右;	• 长期肌内注射者交替注射部位,消瘦者捏起局部组织进针,2 岁以下婴幼儿不宜选用臀大肌肌内注射。
(4) 固定针栓,抽动活塞有无回血;	• 针筒内如有血液出现,应立即拔出针头,重新更换注射部位。
(5) 缓慢注入药液;	• 注射中注意观察病人反应。
(6) 注射毕,用干棉签按针眼,迅速拔针,按压片刻;	
(7) 注射后再次核对; (8) 安置病人,整理床铺。	• 询问病人有无不适,交代病人注意事项。

6. 终末处理。
7. 洗手,记护理记录。
8. 效果评价。

【考核评价】

1. 操作中注意和病人交流,观察病人情况;严格执行无菌技术和查对制度,操作注意前、中、后查对。

2. 注射器型号选择合适,注射部位定位正确,注射剂量准确。

3. 注射中体现以病人为中心,注意保暖和无痛注射。

【口试题】

1. 青霉素皮试阳性如何判断？

答：局部皮丘隆起，并出现红晕硬块，直径大于1厘米，或周围有伪足、痒感，严重时可出现过敏性休克。

2. 皮内注射的注意事项有哪些？

答：① 皮试前仔细询问病人的过敏史，如病人对皮试药物有过敏史，禁止皮试。② 皮试不可使用碘酊消毒，拔出针头后勿按揉，以免影响观察。③ 皮试药液要现用现配，剂量准确，备有肾上腺素等抢救药品及物品。④ 皮试结果阳性时，应告知医师、病人及家属，并予以注明。

3. 皮下注射的部位有哪些？

答：皮下注射的部位有上臂三角肌下缘、上臂外侧、腹部、后背、大腿外侧方。

4. 对皮肤有刺激性的药物能否皮下注射？

答：对皮肤有刺激性的药物应尽量避免应用皮下注射，以免刺激损伤皮肤。

5. 肌内注射的部位有哪些？臀大肌定位的方法有几种？

答：肌内注射的部位一般选择肌肉较厚、离大神经及大血管较远的部位，其中以臀大肌为最常用，其次为臀中肌、臀小肌、股外侧肌及上臂三角肌。

臀大肌的定位法有两种：① "十"字法：从臀裂顶点向左侧或右侧划一水平线，然后从髂棘最高点作一垂直平分线，将臀部分为四个象限，其外上象限并避开内角（从髂后上棘至大转子连线）即为注射区。② 连线法：取髂前上棘和尾骨连线的外上1/3处为注射部位。

6. 肌肉注射常用的体位有哪些？

答：① 侧卧位：上腿伸直，下腿稍弯曲。② 俯卧位：足尖相对，足跟分开。③ 仰卧位：常用于危重及不能翻身的病人。④ 坐位：为便于操作座位要稍高。

【附：考核评分标准】

项目	评 分 标 准	评分标准				得分
		分值	A ×1	B ×0.7	C ×0.5	
评估 (10)	1. 核对病人,自我介绍,解释操作目的;与病人沟通时态度和蔼,用语恰当。 2. 病人病情、心理反应及配合程度;了解用药史、药物过敏史及局部皮肤情况。 3. 评估病房环境是否清洁,室内温度是否适宜等。	3 4 3				
准备 (15)	1. 护士:仪表端庄,衣帽整洁,戴好口罩,洗手。 2. 物品准备齐全,环境清洁,必要时遮挡病人,病人取舒适体位。	5 10				
流程及注意事项 (60)	1. 查对药液。 2. 选择并检查注射器、针头。 3. 吸药、排气,方法正确。 4. 查对后放妥。 5. 核对病人,解释操作方法,请病人配合。 6. 选择注射部位方法正确,定位准确。 7. 皮肤消毒符合要求。 8. 再次核对。 9. 排气不浪费药液。 10. 注射方法正确。 11. 缓慢注入药液,注射剂量准确。 12. 注射毕,用干棉签按针眼,迅速拔针,按压片刻。 13. 注射后再次核对。 14. 安置病人舒适体位,整理床铺。 15. 询问病人有无不适,交代注意事项。 16. 终末处理。 17. 洗手,记护理记录。 18. 效果评价符合实际操作情况。	3 3 5 3 3 5 3 2 3 5 3 3 3 3 2 3 3 5				
提问 (5)						
考核评价 (10)	1. 操作中保持和病人交流,注意观察病情;注意保暖和无痛注射。 2. 严格执行无菌技术和查对制度,操作体现前、中、后查对。 3. 注射器型号选择合适,注射部位定位正确,注射剂量准确。	4 3 3				

二、静脉注射法

【评估】

1. 核对病人,自我介绍,解释操作目的(① 药物不宜口服、皮下注射、肌内注射或需迅速发生药效时;② 做诊断性检查)。

2. 病人病情、意识状况、心理状态,是否能够配合操作;询问用药史、药物过敏史。

3. 局部皮肤及血管情况;征求穿刺部位,局部保暖。

4. 病房环境是否清洁,室内温度是否适宜等。

【准备】

1. 护士:仪表端庄,衣帽整洁,戴好口罩,洗手。

2. 物品:治疗盘内放置注射器、药液、砂轮或启盖器、针头或头皮针、止血带、胶布、棉签、消毒液、小垫枕、治疗本。

3. 病人:取合适体位,局部保暖。

4. 环境:清洁,温度适宜。

【流程及注意事项】

流　　程	注意事项
1. 抽吸药液(同皮内、皮下、肌内注射法)。	
2. 备齐用物至病人床前,核对病人,解释操作方法并请病人配合。	
3. 穿刺部位肢体下垫小枕。	
4. 选择静脉。	• 选择静脉时,避开静脉瓣、关节;长期注射者要有计划地使用血管,一般先四肢远端后近端,充分保护静脉。
5. 扎止血带,嘱病人握拳。	• 止血带扎在穿刺点上方 6cm 左右处,松紧适宜。
6. 消毒皮肤。	• 消毒棉签由中间往周围环状 3～5cm 消毒,不可来回擦拭,待干 30 秒后再行注射。
7. 再次核对。	
8. 进针:	

① 固定皮肤,针头斜面向上与皮肤呈
15°～30°角进针;
② 见回血再进针少许;
③ 松止血带,嘱病人松拳;
④ 固定针头。
9. 注入药液。

• 对刺激性强或特殊药物,需确认针
头在血管内方可推药;根据病情及
药物性质,掌握注药速度并随时听
取病人主诉。

10. 注射毕,干棉签放于穿刺点上方,
拔出针头,按压片刻。
11. 注射后再次核对。
12. 安置病人,整理床铺。

• 询问病人有无不适,交代注意事项。

13. 终末处理。
14. 洗手,记护理记录。
15. 效果评价。

【考核评价】

1. 操作中体现以病人为中心,注意保暖,注意和病人交流和观察病人情况。

2. 严格执行无菌技术和查对制度;正确掌握药液注入速度,注射剂量准确。

3. 穿刺部位、血管及针头选择合适;实地考核一次穿刺成功。

【口试题】

1. 静脉注射常用的部位有哪些? 选择哪种静脉利于穿刺?

答:静脉注射常用的部位有贵要静脉、肘正中静脉、头静脉和手背、足背、踝部等处浅静脉。静脉注射时应选择粗直、弹性好、不易滑动,避开关节和静脉瓣,易于固定的静脉。

2. 静脉注射时在穿刺点何处扎止血带?

答:静脉注射时在穿刺点上方 6cm 左右处扎止血带。

【附:考核评分标准】

项目	评 分 标 准	评分标准				得分
		分值	A ×1	B ×0.7	C ×0.5	
评估 (10)	1. 核对病人,自我介绍,解释操作目的;与病人沟通时态度和蔼,用语恰当。 2. 病人病情、营养状况、心理反应及配合程度;穿刺部位的皮肤、血管状况及肢体活动情况;征求穿刺部位。 3. 病房环境是否清洁,室内温度是否适宜等。	3 4 3				
准备 (15)	1. 护士:仪表端庄,衣帽整洁,戴好口罩,洗手。 2. 物品准备齐全;环境清洁,室内温度适宜;病人穿刺肢体保暖,必要时协助病人排尿。	5 10				
流程及注意事项 (60)	1. 查对注射卡、药液,选择并检查注射器、针头。 2. 吸药、排气,方法正确。 3. 查对后放妥。 4. 核对病人,解释操作方法,告知注意事项并请病人配合。 5. 选择注射静脉部位适宜(穿刺部位肢体下垫小枕)。 6. 扎止血带位置、松紧适宜,嘱病人握拳。 7. 皮肤消毒符合要求。 8. 再次核对。 9. 排气不浪费药液。 10. 进针方法正确。 11. 松止血带、嘱病人松拳及时。 12. 针头固定方法正确。 14. 注药速度合适,操作中保持和病人交流,随时询问并听取病人主诉。 15. 注射完毕,迅速拔针,按压片刻。 16. 再次核对。 17. 安置病人舒适体位,整理床铺,交代注意事项。 18. 终末处理。 19. 洗手,记护理记录。 20. 效果评价符合实际操作情况。	5 5 2 3 3 3 3 3 2 3 5 2 3 2 2 3 3 3 5				
提问 (5)						
考核评价 (10)	1. 操作中保持和病人交流,注意观察病情;药液注入速度、剂量准确。 2. 严格执行无菌技术和查对制度,前、中、后查对到位。 3. 穿刺部位、血管及针头选择合适;实地考核一次穿刺成功。	4 3 3				

第十一项　静脉输液

【评估】

1. 核对病人,自我介绍,解释操作目的(① 纠正水、电解质失衡,维持酸碱平衡;② 补充营养,维持热量;③ 输入药物,达到治疗疾病的目的;④ 增加循环血量,改善微循环,维持血压)。

2. 病人年龄、病情、营养状况、意识状况,心理状态、自理能力、是否能够配合操作。

3. 穿刺部位的皮肤、血管状况及肢体活动情况;征求穿刺部位。

4. 病房环境是否清洁,室内温度是否适宜等。

【准备】

1. 护士:仪表端庄,衣帽整洁,戴好口罩,洗手(必要时戴手套)。

2. 物品:治疗盘内放置止血带、棉签、消毒液、一次性输液器、血管钳、胶布、弯盘、液体及药物、输液卡、输液架、可备静脉留置针一套。

3. 病人:询问病人是否需排便,必要时协助排便;取舒适体位,穿刺肢体保暖。

4. 环境:清洁,温度适宜。

【流程及注意事项】

流　程	注意事项
1. 根据医嘱核对输液卡。 2. 核对并检查药液,贴上输液卡。	• 核对床号、姓名、药名、浓度、剂量、时间;检查瓶盖有无松动、瓶身有无裂痕,溶液有无沉淀、浑浊、变质、变色。
3. 检查注射器、针头等。	• 检查注射器有效期、包装有无破损。
4. 启开瓶盖,消毒。	• 消毒时注意碘伏棉签应由内向外消毒瓶塞顶部及周围。

5. 以无菌技术抽吸药液,加入药液。
6. 连接输液器。 　　　　　　　　　　• 检查输液器有效期、包装有无破损。
7. 备齐用物至床旁,核对病人,解释操作方法及告知注意事项并请病人配合。
8. 输液瓶(袋)挂在输液架上,备好胶布。
9. 排气:倒置茂菲氏滴管,打开调节器,液体流入滴管内液面达 1/2～2/3 时,折叠滴管根部的输液管,迅速转正,使液体缓慢排出,至排尽导管和针头内的空气,关闭调节器。
10. 检查输液器无气泡,妥善放置。
11. 选择静脉。 　　　　　　　　　　• 选择静脉时注意避开静脉瓣、受伤或感染的静脉、不易固定的关节处;长期注射时注意保护静脉,先远端后近端;留置针穿刺要选择弹性好、走向直的静脉;如血管不明显,可轻拍、热敷注射部位或请患者握紧拳头;不可在同一部位重复注射。

12. 扎止血带,嘱病人握拳。 　　　　• 止血带扎在穿刺点上方 6cm 左右处,松紧适宜。

13. 消毒皮肤。 　　　　　　　　　　• 消毒棉签由中间往周围环状 3～5cm 消毒,不可来回擦拭,待干 30 秒后再行注射。

14. 再次核对。
15. 进针:
① 取下护针帽,排尽针头内空气,再次检查输液器,确定无气泡,夹闭输液管;
② 固定皮肤,针头斜面向上与皮肤成 15°～30°角进针;
③ 见回血再进针少许。
16. 松开止血带,嘱病人松拳。
17. 放开输液管,观察溶液点滴是否通畅。

18. 固定:固定针柄,覆盖针眼,头皮针软管盘曲固定。
19. 再次核对。
20. 根据病情年龄、药液性质调节滴速,观察记录。

21. 安置病人,整理床铺。

22. 输液完毕拔针:轻揭胶布,用干棉签轻压穿刺点上方,快速拔针,按压片刻。
23. 终末处理。
24. 洗手,记护理记录。
25. 效果评价。

◆ 静脉留置针穿刺:
① 取出静脉留置针,去除针套,旋转松动外套管;
② 固定皮肤,针头斜面向上与皮肤呈15°~30°角进针,穿刺见回血后,将针芯退出少许;
③ 以针芯为支撑,将针顺静脉方向推进,直至将外套管送入静脉内;
④ 按住针柄,抽出针芯;
⑤ 末端无肝素帽的留置针在抽出针芯时,应以一手指按压导管尖端静脉,一手迅速将肝素帽插入导管内;
⑥ 用透明肤贴覆盖针眼的同时固定留置针;
⑦ 消毒留置针肝素帽的橡胶塞,将已备好的输液器针头插入;
⑧ 观察溶液点滴是否通畅,固定头皮针。

● 对小儿,昏迷,不合作者穿刺处加强固定。

● 如穿刺部位及静脉走向出现红、肿、热、痛等现象应立即拔管,及时处理。

● 向患者说明注意事项:a、点滴液应高于注射部位,以免回血。b、不要私自随意调节滴速。c、若发现点滴不滴(或不畅)、注射部位肿胀或疼痛等,应按铃通知护士处理。

● 留置针一般留置 3~5 天,输液管每天更换。

◆ 静脉留置针封管：

① 用注射器抽稀释肝素适量，接输液针头；

② 向留置针导管内推注稀释肝素，同时退出头皮针头，以边推注边拔针的方法，使留置针内充满肝素；

③ 再次输液时，消毒留置针的肝素帽，将静脉输液针插入肝素帽内便可进行输液。

【考核评价】

1. 操作中体现以病人为中心，注意保暖，注意和病人交流和观察病人情况。

2. 严格执行无菌技术和查对制度，正确掌握药液注入速度。

3. 穿刺部位、血管及针头选择合适，实地考核一次穿刺成功。

【口试题】

1. 静脉输液病人应观察什么？

答：① 观察病人的反应，与病人沟通交流有无不适感。② 根据病人和药物的作用、性质、浓度调节输液速度，一般成人 40～60 滴/分钟，儿童 20～40 滴/分钟。③ 观察输液部位针头有无脱出、阻塞、移位，输液是否顺畅，输液管有无扭曲、受压，输液针头及输液器有无漏液。

2. 如何计算输液速度？

答：① 已知每小时输入量，计算每分钟滴数：每分钟滴数＝每小时输入量×每毫升相当滴数（15～20 滴）÷60 分钟。② 已知每分钟滴数，计算每小时输入量：每小时输入量＝每分钟滴数×60 分钟÷每毫升相当滴数（15～20 滴）。

【附：考核评分标准】

项目	评 分 标 准	分值	评分标准			得分
			A ×1	B ×0.7	C ×0.5	
评估 (10)	1. 核对病人,自我介绍,解释操作目的;与病人沟通时态度和蔼,用语恰当。	3				
	2. 病人病情、营养状况、心理反应及配合程度;穿刺部位的皮肤、血管状况及肢体活动情况;征求穿刺部位。	4				
	3. 病房环境是否清洁,室内温度是否适宜等。	3				
准备 (15)	1. 护士:仪表端庄,衣帽整洁,戴好口罩,洗手。	5				
	2. 物品准备齐全,环境清洁,室内温度适宜;协助病人排尿,穿刺肢体保暖。	10				
流 程 及 注 意 事 项 (60)	1. 根据医嘱核对输液卡,查对药液,贴上输液卡。	3				
	2. 选择并检查注射器、针头。	2				
	3. 加入药液,连接输液器,方法正确,遵守无菌操作原则。	5				
	4. 核对病人,解释操作方法,告知注意事项并请病人配合。	3				
	5. 输液瓶(袋)挂在输液架上,备好胶布。排气一次成功,输液管内无气泡,液面高度适宜。	3				
	6. 选择静脉注射部位适宜。	2				
	7. 扎止血带位置、松紧适宜,嘱病人握拳。	2				
	8. 皮肤消毒符合要求。	3				
	9. 再次核对。	2				
	10. 排尽针头内空气,不浪费药液。	2				
	11. 进针方法正确,穿刺一次成功。	5				
	12. 松止血带,嘱病人松拳及时。	2				
	13. 针头固定方法正确。	2				
	14. 再次核对,调节滴速合适。	3				
	15. 安置病人,询问病人有无不适,交代注意事项,观察记录。	3				
	16. 输液完毕,迅速拔针,按压片刻。	2				
	17. 安置病人舒适体位,整理床铺。	3				
	18. 终末处理。	3				
	19. 洗手,记护理记录。	3				
	20. 效果评价符合实际操作情况。	5				
提问 (5)						
考核 评价 (10)	1. 操作中保持和病人交流,注意观察病人病情,注意保暖。	5				
	2. 严格执行无菌技术和查对制度,前、中、后查对到位。					
	3. 穿刺部位、血管及针头选择合适;实地考核一次穿刺成功;正确掌握药液注入速度。	5				

第十二项　灌肠

一、保留灌肠

【评估】

1. 核对病人,自我介绍,解释操作目的(镇静、催眠和治疗肠道感染;解释灌肠药物的作用及不良反应,必要时向家属交代)。

2. 病人意识状况、生命体征、心理状态及能否配合操作。

3. 有无灌肠禁忌证(肛门、直肠、结肠等手术后的病人,排便失禁者不宜作保留灌肠)。

4. 询问饮食情况,排便情况,是否腹胀;触诊腹部有无包块,叩诊有无胀气。

5. 检查肛周皮肤黏膜有无红肿、破损,肛门有无痔疮、肛裂。

6. 病房环境以及室内温度等(是否需屏风遮挡,关门窗,调室温)。

【准备】

1. 护士:仪表端庄,衣帽整洁,戴好口罩,洗手,戴手套。

2. 物品:治疗盘内放治疗碗、肛管(肛管要细)、血管钳、注洗器、量杯盛灌肠药液(38℃,＜200ml)、温开水、弯盘、橡胶单、治疗巾、小枕、卫生纸、石蜡油、棉签。

3. 根据病情选择灌肠液,肛管用纱布包好放在无菌容器内。

4. 病人:询问病人是否需排便,必要时协助病人排便;根据病情选择体位(直肠、乙状结肠病变取左侧或仰卧位;回盲部病变取右侧卧位)。

5. 环境:关门窗,必要时调室温、屏风遮挡。

【流程及注意事项】

流　程	注意事项
1. 备齐用物至病人床前,核对病人,解释操作方法并请病人配合。	

2. 插管前准备：

① 协助患者脱裤至膝部，卧向左侧，臀部靠近床边，双膝屈曲，被单适当覆盖患者。

- 左侧卧位使患者腹肌放松，水易流入降结肠；老年或意识不清、虚弱的患者，应先放好便盆；若无法左侧卧可采取屈膝仰卧位。

② 垫小枕、橡胶单、治疗巾（小枕放在橡胶单下），弯盘置臀旁；

- 抬高臀部约 10cm。

③ 抽吸药液，连接肛管；

④ 戴上清洁手套，用石蜡油润滑肛管前端；

⑤ 排气、夹管。

- 防止空气灌入，引起腹胀不适。

3. 插管：一手持卫生纸拔开臀部肌肉，显露肛门，另一手持肛管轻轻插入肛门。

- 肛管插入深度 15～20cm；插管时嘱患者哈气或深呼吸以利于肛门括约肌放松，以及转移患者注意力。

4. 灌肠：

① 缓慢注入药液；

- 肠道抗感染药物以睡前灌入为宜。
- 灌肠过程中注意患者反应，如有不适应暂停灌入药液。

② 注入药液毕酌情注入少量温开水。

5. 拔管：

① 夹管，一手持卫生纸（或纱布）包裹肛管，按住肛门，另一手将肛管轻轻拔出；

② 拔管后轻揉肛门；

③ 撤橡胶单、治疗巾及小枕。

6. 安置病人。

- 嘱患者尽量保留药液 1 小时以上；将便盆放于合适位置。

7. 打开门窗，撤屏风。

8. 终末处理。

9. 洗手，记护理记录。

10. 效果评价。

【考核评价】

1. 操作中注意和病人交流，注意观察病人情况，注意病人保暖及维护病人隐私。

2. 剂量准确，达到预期目的。

3. 病人理解操作的目的并积极配合操作。

【口试题】

1. 请说出保留灌肠的保留时间为多久？

答：保留灌肠的保留时间为 1 小时以上。

2. 请说出保留灌肠液的温度、灌肠液的量、插入灌肠管的长度是多少？

答：保留灌肠液的温度为 38°，灌肠液的量＜200ml，插入灌肠管的长度为 15～20cm。

二、不保留灌肠(大量、少量)

【评估】

1. 核对病人，自我介绍，解释操作目的(减轻腹胀，清洁肠道，清除毒物，降温；解释灌肠药物的作用及不良反应，必要时向家属交代)。

2. 病人意识状况、生命体征、心理状态及能否配合操作。

3. 评估有无灌肠禁忌证(急腹症、消化道出血、严重的心血管疾病)。

4. 询问饮食情况，几天没有排便，是否腹胀；触诊腹部有无包块，叩诊有无胀气。

5. 检查肛周皮肤黏膜有无红肿、破损，肛门有无痔疮、肛裂。

6. 病房环境以及室内温度等(是否需屏风遮挡，关门窗、调室温)。

【准备】

1. 护士：仪表端庄，衣帽整洁，戴好口罩，洗手，戴手套。

2. 物品：治疗盘内放灌肠筒、筒内盛灌肠溶液(39℃～41℃，＜1000ml)、量杯、肛管、弯盘、橡胶单、治疗巾、卫生纸、石蜡油、棉签、血管钳、输液架；少量灌肠可用注洗器，另备温开水。

3. 灌肠液准备：取肥皂液用量杯，浓度计算准确。

注意：① 肝昏迷病人禁用肥皂液灌肠；② 充血性心力衰竭和水钠潴留病人禁用生理盐水灌肠；③ 降温用 28～32℃，中暑用 4℃等渗盐水灌肠，保留 30 分钟后排出，排便后 30 分钟测体温并记录。

4. 病人：询问病人是否需排便，必要时协助病人排便；左侧卧位，双膝屈曲。

5. 环境：关门窗，必要时调室温、屏风遮挡。

【流程及注意事项】

流　　程	注意事项
1. 备齐用物至病人床前，核对病人，解释操作方法并请病人配合。	
2. 插管前准备：	
① 灌肠筒挂于输液架上，液面距肛门40～60cm；	• 小量不保留灌肠可用注洗器抽吸灌肠液。
② 协助患者脱裤至膝部，卧向左侧，臀部移至床沿，双膝屈曲，被单适当覆盖患者。	• 左侧卧位使患者腹肌放松，水易流入降结肠；老年或意识不清、虚弱的患者，应先放好便盆；若无法左侧卧可采取屈膝仰卧位。
③ 垫橡胶单、治疗巾，弯盘置臀旁；	
④ 戴上清洁手套，用石蜡油润滑肛管前端；	• 润滑长度：成人约 7～10cm，儿童约 5～7cm。
⑤ 排气、夹管。	• 防止空气灌入，引起腹胀不适。
3. 插管：一手持卫生纸拨开臀部肌肉，显露肛门，另一手持肛管轻轻插入肛门。	• 肛管插入深度 7～10cm，插管时动作轻柔，避免损伤肠黏膜；嘱患者哈气或深呼吸以利于肛门括约肌放松，以及转移患者注意力。
4. 灌肠：去夹、固定，保持合适的灌注压力和速度。	• 观察病人反应及灌肠筒内液面下降情况，灌肠中如病人感觉腹胀或有便意，嘱病人张口深呼吸，同时降低灌肠筒的高度或减慢灌肠液流入速度；如液面不降，可转动肛管；如病人出现脉速、面色苍白、出冷汗、剧烈腹痛、心慌气急等应立即停止灌肠，给予处理。
5. 拔管：	
① 夹管，一手持卫生纸（或纱布）包裹肛管，按住肛门，另一手将肛管轻轻拔出；	
② 分离肛管放入弯盘内；	
③ 擦净肛门。	
6. 灌肠后处理：	

① 嘱患者保留灌肠液 5～10 分钟；
② 协助排便，撤去橡胶单、治疗巾。
7. 安置病人。
8. 打开门窗，撤屏风。
9. 终末处理。
10. 洗手，记护理记录。
11. 效果评价。

• 少量可保留 10～20 分钟

• 必要时协助病人洗手

【考核评价】

1. 操作中注意和病人交流，注意观察病人情况，注意病人保暖及维护病人隐私。

2. 正确选用灌肠溶液，掌握溶液的温度、浓度、量，剂量准确，达到预期目的。

3. 病人理解操作的目的并积极配合操作。

【口试题】

1. 请说出大量不保留灌肠常用的灌肠液、灌肠液的温度及量？

答：大量不保留灌肠常用的灌肠液为生理盐水和 0.1％～0.2％的肥皂液（肝昏迷病人禁用肥皂液灌肠）。灌肠液的温度为 39℃～41℃，降温灌肠液的温度为 28℃～32℃，中暑灌肠液的温度为 4℃。灌肠液的量为成人每次 500～1000ml，小儿每次 200～500ml。

2. 请说出大量不保留灌肠、少量不保留灌肠、降温、中暑灌肠的保留时间为多久？

答：大量不保留灌肠的保留时间为 5～10 分钟。少量不保留灌肠的保留时间为 10～20 分钟。降温、中暑灌肠的保留时间为 30 分钟后排出，便后半小时再测体温记录。

【附：考核评分标准】

项目	评 分 标 准	评分标准				得分
		分值	A ×1	B ×0.7	C ×0.5	
评估 (10)	1. 核对病人,自我介绍,解释操作目的;与病人沟通时态度和蔼,用语恰当。	3				
	2. 病人病情、心理反应及配合程度;有无灌肠禁忌证,触诊、叩诊腹部情况,检查肛周皮肤黏膜情况。	4				
	3. 病房环境以及室内温度等。	3				
准备 (15)	1. 护士:仪表端庄,衣帽整洁,戴好口罩,洗手,戴手套;	5				
	2. 用物准备齐全,根据病情选择灌肠液;关门窗、调室温,必要时屏风遮挡。	10				
流程及注意事项 (60)	1. 根据医嘱(病情)选择灌肠溶液正确。	3				
	2. 核对病人,解释操作方法,请病人配合。	3				
	3. 用物放置妥当;不保留灌肠时,灌肠筒挂于输液架上,液面与肛门距离符合要求。	3				
	4. 选择卧位正确;暴露臀部、移至床沿符合要求。	5				
	5. 垫橡胶单、治疗巾,弯盘置臀旁(保留灌肠时垫小枕)。	2				
	6. 连接肛管,润滑肛管前端符合要求(保留灌肠时抽吸药液,药量准确)。	3				
	7. 排气不浪费药液(灌肠液),夹管。	2				
	8. 显露肛门方法正确,插管动作轻柔。	3				
	9. 插管深度符合要求,去夹,固定。	3				
	10. 灌肠速度符合要求,操作中保持和病人交流,随时询问病人的感受。	5				
	11. 拔管方法正确。	3				
	12. 告知患者保留灌肠液时间正确。	5				
	13. 撤去用物,必要时协助病人排便、洗手。	3				
	14. 安置病人舒适体位。	3				
	15. 打开门窗,撤屏风。	3				
	16. 终末处理;	3				
	17. 洗手,记护理记录。	3				
	18. 效果评价符合实际操作情况。	5				
提问 (5)						
考核评价 (10)	1. 操作中保持和病人交流,注意观察病人情况,注意病人保暖,维护病人隐私。	4				
	2. 正确选用灌肠溶液,掌握溶液的温度、浓度、量;剂量准确,达到预期目的。	3				
	3. 病人理解操作的目的并积极配合操作。	3				

三、肛管排气法

【评估】

1. 核对病人,自我介绍,解释操作目的(排出肠腔积气,减轻腹胀)。

2. 病人意识状况、生命体征、心理状态及能否配合操作。

3. 询问是否腹胀;触诊腹部有无包块,叩诊有无胀气。

4. 检查肛周皮肤黏膜有无红肿、破损,肛门有无痔疮、肛裂。

5. 病房环境以及室内温度等(是否需屏风遮挡,关门窗、调室温)。

【准备】

1. 护士:仪表端庄,衣帽整洁,戴好口罩,洗手,戴手套。

2. 物品:治疗盘内放治疗碗、肛管、玻璃接管、橡胶管、弯盘、卫生纸、石蜡油、棉签、胶布、别针。

3. 病人:询问病人是否需排便,必要时协助病人排便;左侧卧位或平卧位。

4. 环境:关门窗,必要时调室温、屏风遮挡。

【流程及注意事项】

流　程	注意事项
1. 备齐用物至病人床前,核对病人,解释操作方法并请病人配合。	
2. 插管前准备:	
① 盛水 3/4 的无色玻璃瓶系于床旁,连接肛管与橡胶管,橡胶管另一端插入水中,橡胶管长度应足够长,便于病人更换体位;	
② 协助患者左侧卧位,适当露出肛门区;	
③ 戴上清洁手套,润滑肛管。	
3. 插管:一手持卫生纸拔开臀部肌肉,显露肛门,另一手持肛管轻轻插入肛门。	• 插管深度 15～18cm,插管时动作轻柔,避免损伤肠黏膜。

4. 胶布固定肛管；橡胶管用别针固定于床单上。

5. 保留肛管(不超过 20 分钟)。

- 观察病人及排气情况，如排气不畅，可顺时针按摩腹部或帮助病人更换体位，促进排气；肛管保留时间不宜过长，如病情需要，2～3 小时后可再次肛管排气。

6. 拔管：

① 一手持卫生纸(或纱布)包裹肛管，按住肛门，另一手将肛管轻轻拔出；

② 分离肛管放入弯盘内；

③ 擦净肛门。

7. 安置病人。

8. 打开门窗，撤屏风。

9. 终末处理。

10. 洗手，记护理记录。

11. 效果评价。

【考核评价】

1. 操作中注意和病人交流，注意观察病人情况，注意病人保暖及维护病人隐私。

2. 达到预期目的，病人感觉腹胀减轻。

3. 病人理解操作目的并积极配合操作。

【口试题】

请说出肛管排气时插入肛管的长度及保留肛管的时间？

答：肛管排气时插入肛管的长度为 15～18cm。保留肛管的时间不超过 20 分钟，如病情需要可 2～3 小时再次肛管排气。

【附：考核评分标准】

项目	评 分 标 准	评分标准				得分
		分值	A ×1	B ×0.7	C ×0.5	
评估 (10)	1. 核对病人,自我介绍,解释操作目的;与病人沟通时态度和蔼,用语恰当。 2. 病情、心理反应及配合程度;有无灌肠禁忌证,触诊、叩诊腹部情况,检查肛周皮肤黏膜情况。 3. 病房环境以及室内温度等。	3 4 3				
准备 (15)	1. 护士:仪表端庄,衣帽整洁,戴好口罩,洗手,戴手套。 2. 用物准备齐全,关门窗,调室温,屏风遮挡;病人左侧卧位或平卧位,必要时协助病人排便。	5 10				
流程及注意事项 (60)	1. 核对病人,解释操作方法,请病人配合。 2. 盛水 3/4 的无色玻璃瓶系于床旁,连接肛管与橡胶管,橡胶管长度适中。 3. 选择卧位正确;暴露臀部符合要求。 4. 润滑肛管前端符合要求 5. 显露肛门方法正确,插管动作轻柔。 6. 插管深度符合要求。 7. 固定,方法正确、有效。 8. 保留肛管时间正确,观察病人及排气情况;操作中保持和病人交流,随时问病人的感受。 9. 对排气不畅者,处理方法正确。 10. 拔管方法正确。 11. 安置病人舒适体位。 12. 打开门窗,撤屏风。 13. 终末处理; 14. 洗手,记护理记录。 15. 效果评价符合实际操作情况。	3 5 5 3 5 5 5 5 4 3 3 3 3 3 5				
提问 (5)						
考核评价 (10)	1. 操作中保持和病人交流,注意观察病人情况,注意病人保暖,维护病人隐私。 2. 达到预期目的,病人感觉腹胀减轻。 3. 病人理解操作的目的并积极配合操作。	4 3 3				

第十三项　病人搬运

一、轮椅运送法

【评估】

1. 核对病人，自我介绍，解释操作目的（护送不能行走的病人）。

2. 病人病情、心理状态及配合程度；告知坐轮椅方法、注意事项，征求病人同意。

3. 检查肢体活动情况，下肢有无溃疡、浮肿，是否需准备软枕。

4. 检查轮椅各部件性能是否良好（刹车、轮胎）。

5. 评估室外温度是否适宜。

【准备】

1. 护士：仪表端庄，衣帽整洁，戴好口罩，洗手。

2. 物品：轮椅，根据季节备保暖用品，必要时备软枕。

【流程及注意事项】

流　程	注意事项
1. 轮椅推至病人床旁，核对病人，解释操作方法并请病人配合。	
2. 轮椅背与床尾平齐，面向床头，固定轮椅刹车，翻起脚踏板。	• 需用毛毯时，将毛毯竖放平铺在轮椅上，使毛毯上端高过病人肩部约 15cm。
3. 协助病人下床： ① 协助患者坐于床缘，维持坐姿，协助其穿上外套及鞋子。	• 操作时应用身体力学的原理，减少疲劳，避免受伤；注意患者安全以防跌落；观察是否有体位性低血压或头晕现象。
② 两手扶住患者腋下，协助患者下床。	
4. 协助患者转身，使患者安全、舒适坐入轮椅中。	• 扶住椅子的扶手，尽量往后坐并靠椅背。

5. 协助患者调整坐姿,翻下脚踏板,脱鞋后将病人双脚置于其上。

6. 包裹保暖。

7. 鞋子装入椅背袋内。

8. 整理床单元成暂空床。

9. 推病人去目的地。

10. 协助病人下轮椅:

① 将轮椅推至床尾,制动,翻起脚踏板,帮助患者穿鞋;

② 两手扶住患者腋下,协助患者转身,安全坐于床缘;

③ 协助患者脱下外套及鞋子。

11. 协助患者转位躺下,拉好盖被,整理床单元。

12. 终末处理。

13. 洗手,记护理记录。

14. 效果评价。

• 患者如有下肢浮肿、溃疡或关节疼痛,可在轮椅脚踏板上垫一软枕。

• 推动轮椅时,嘱患者尽量向后坐,抓紧把手;下坡时速度要慢。

【考核评价】

1. 操作中注意和病人交流,注意观察病人面色和脉搏,有无疲劳、头晕等不适,及时发现病情变化。

2. 操作动作熟练,妥善安置病人体位,保证搬运安全。

3. 病人理解操作的目的并积极配合操作。

【口试题】

轮椅运送病人法的注意事项有哪些?

答:① 经常检查轮椅各部件,保持完好,以便于随时取用。② 推轮椅下坡时速度要慢,妥善安置病人体位,保证病人安全。③ 病人如有下肢浮肿、溃疡或关节疼痛,可在轮椅脚踏板上垫一软枕。④ 在运送病人过程中,注意观察病人的面色和脉搏,有无疲劳、头晕等不适。

【附:考核评分标准】

项目	评 分 标 准	评分标准				得分
		分值	A ×1	B ×0.7	C ×0.5	
评估 (10)	1. 核对病人;自我介绍,解释操作目的、方法、注意事项;与病人沟通时态度和蔼,用语恰当。	3				
	2. 病人病情、肢体活动、皮肤情况、心理反应及配合程度;征求同意。	4				
	3. 检查轮椅各部件性能是否良好;室外温度是否适宜。	3				
准备 (15)	1. 护士:仪表端庄,衣帽整洁,戴好口罩,洗手。	5				
	2. 用物准备齐全,轮椅各部件性能良好;室外温度适宜。	10				
流程及注意事项 (65)	1. 核对病人,解释操作方法,请病人配合。	3				
	2. 轮椅背与床尾平齐,面向床头放置位置妥当;固定刹车;翻起脚踏板。	5				
	3. 毛毯平铺在轮椅上,方法正确。	5				
	4. 扶病人坐起,穿衣,穿鞋,方法正确,动作轻柔。	5				
	5. 协助病人坐入轮椅中,方法正确,节力,关心体贴病人,随时询问病人的感受。	5				
	6. 包裹方法正确,动作熟练轻柔,包裹到位。	5				
	7. 鞋子装入椅背袋内,整理床单元成暂空床。	3				
	8. 推轮椅方法正确;注意病人安全。	5				
	9. 返回病房时轮椅推至床尾,制动,翻起脚踏板,帮助患者穿鞋,动作熟练轻柔。	5				
	10. 协助病人下轮椅方法正确。	5				
	11. 安置病人舒适体位。	3				
	12. 终末处理。	3				
	13. 洗手,记护理记录。	3				
	14. 效果评价符合实际操作情况。	5				
提问 (5)						
考核评价 (10)	1. 操作中保持和病人交流,注意病人保暖,注意观察病人面色和脉搏,有无疲劳、头晕等不适,及时发现病情变化。	4				
	2. 操作熟练,动作轻柔,妥善安置病人体位,保证搬运安全。	3				
	3. 病人理解操作的目的并积极配合操作。	3				

二、平车运送法

【评估】

1. 核对病人,自我介绍,解释操作目的(运送不能行走的病人)。

2. 病人病情、治疗、体重及心理状态及配合程度;检查躯体活动情况。

3. 检查平车性能。

4. 室外温度(根据室外温度备保暖用品)。

5. 评估病人是否需要备氧气袋、输液架、木板和中单。

【准备】

1. 护士:仪表端庄,衣帽整洁,戴好口罩,洗手。

2. 物品:平车(上置以被单和橡胶单包好的垫子和枕头),带套的毛毯或棉被,必要时备氧气袋、输液架、木板和中单。

【流程及注意事项】

流　　程	注意事项
1. 备齐用物至病人床前,核对病人,解释操作方法并请病人配合。	
2. 移开床旁椅。	
3. 将各种导管妥善放置,避免移动中滑脱。	
4. 协助患者移至推车:	
① 平车移至床边,紧靠,固定刹车,调整平车高度与床同高或稍低;	
② 将盖被扇形折向床尾,协助患者屈膝;	
③ 将患者脚移至床缘;	
④ 抬高臀部,将躯体移近床缘;	
⑤ 护士站在床头,两手置于患者肩下,将患者的头及枕头一起移至床缘;	
⑥ 将患者脚移至推车上;	
⑦ 抬高臀部,将躯体移至推车上;	

⑧ 护士站在床头,两手置于患者肩下,将患者的头及枕头一起移至推车上。

5. 重新检查各种导管。
6. 盖好盖被。
7. 整理床位。
8. 松开平车刹车,推至指定地点。

9. 协助患者移至病床:用协助患者移至推车的方法,反向移动。
10. 盖好盖被,整理床单元。
11. 终末处理。
12. 洗手,记护理记录。
13. 效果评价。

• 移动过程中注意观察病情变化,颅脑损伤、颌面部外伤及昏迷的病人,应将头偏向一侧。移动患者时应用身体力学的原理,减少疲劳,避免受伤。

• 搬运病人时妥善安置导管,避免脱落、受压或液体逆流;上、下坡时保持病人头高位以减少不适。

【考核评价】

1. 搬运过程中保持和病人交流,注意观察病情变化,病人安全。

2. 搬运过程中注意节力原则,搬运轻、稳、准确。

3. 病人安全舒适、无损伤并保证病人持续治疗。

【口试题】

平车运送病人法的注意事项有哪些?

答:① 平车搬运病人时需妥善安置各种导管,避免脱落、受压或液体逆流,保证输液通畅。② 搬运时使病人尽量靠近搬运者,注意节力原则。③ 搬运病人时动作轻稳,协调一致,确保病人安全舒适。④ 运送病人途中,对颅脑损伤、颌面部外伤及昏迷的病人应将头偏向一侧,将病人头部置于平车的大轮端,以减轻颠簸与不适,推车时,护士站于病人头侧,以利于观察病情,下坡时应使病人头部在高处一端。⑤ 搬送过程中,注意观察病人病情变化,对骨折病人应在平车上垫木板,并固定好骨折部位再搬运。

【附:考核评分标准】

项目	评 分 标 准	评分标准				得分
		分值	A ×1	B ×0.7	C ×0.5	
评估 (10)	1. 核对病人,自我介绍,解释操作目的;与病人沟通时态度和蔼,用语恰当。	3				
	2. 病人病情、体重、肢体活动、心理反应及配合程度;是否需要备氧气袋、输液架、木板和中单。	4				
	3. 平车性能,室外温度。	3				
准备 (15)	1. 护士:仪表端庄,衣帽整洁,戴好口罩,洗手;	5				
	2. 根据病人情况用物准备齐全,平车性能良好。	10				
流程及注意事项 (60)	1. 核对病人,解释操作方法,请病人配合。	3				
	2. 移开床旁椅位置合适,各种导管放置妥善。	3				
	3. 平车推至床边,紧靠,固定刹车,高度适中。	5				
	4. 将盖被扇形折向床尾,协助患者屈膝。	3				
	5. 移动病人方法正确,操作中保持和病人交流,随时询问病人的感受,病人安全。	10				
	6. 重新检查各种导管。	3				
	7. 盖好盖被,注意病人保暖。	3				
	8. 整理床单元。	3				
	9. 推平车方法正确。	3				
	10. 协助患者移至病床,方法正确。	10				
	11. 安置病人,整理床单元。	3				
	12. 终末处理。	3				
	13. 洗手,记护理记录。	3				
	14. 效果评价符合实际操作情况。	5				
提问 (5)						
考核评价 (10)	1. 搬运过程中保持和病人交流,注意观察病情变化,病人安全。	4				
	2. 搬运过程中注意节力原则,搬运轻、稳、准确。	3				
	3. 病人安全舒适、无损伤并保证病人持续治疗。	3				

第十四项　女病人导尿

【评估】

1. 核对病人,自我介绍,告之方法过程(可能有些不适),解释操作目的(① 为尿潴留病人引流出尿液;② 协助临床诊断和治疗;③ 病情需要保留导尿)。

2. 病人病情、治疗、自理能力、心理状态及能否配合操作。

3. 询问病人现在感觉有无尿液,有无不适,了解最后一次小便时间,触诊耻骨联合上方,叩诊浊音。

4. 病人会阴毛发情况(阴毛浓密者或保留导尿者需备皮)及尿道口黏膜有无损伤。

5. 病房环境是否清洁以及室内温度等(是否需屏风遮挡,关门窗、调室温)。

【准备】

1. 护士:仪表端庄,衣帽整洁,戴好口罩,洗手。

2. 物品:治疗盘内备无菌导尿包(内装治疗碗和弯盘、导尿管、小药杯、内盛棉球、血管钳、镊子、润滑油、棉球、标本瓶、洞巾)、治疗碗(内盛消毒液棉球、血管钳或镊子)、弯盘、手套或指套、无菌手套、无菌持物钳(镊)、容器、消毒溶液、尿袋、胶布、生理盐水,另备小橡胶单和治疗巾、浴巾、便盆及便盆布。

3. 病人:协助会阴清洗(必要时)。

4. 环境:关门窗,必要时调室温、屏风遮挡。

【流程及注意事项】

流　程	注意事项
1. 备齐用物至病人床前,再次核对,请病人配合。	
2. 便盆放于床旁适当位置。	
3. 外阴消毒前准备:	

① 拆开床尾,脱对侧裤腿盖在近侧腿上,对侧用被单盖好;	
② 病人仰卧屈膝位,垫橡胶单、治疗巾于臀下;充分暴露外阴;	
③ 戴上手套或指套。	
4. 消毒外阴:用消毒液棉球分别擦洗以下部位。	• 顺序:阴阜→对侧大阴唇→近侧大阴唇→对侧小阴唇→近侧小阴唇→尿道口→阴道口→肛门。
5. 插管前准备:	
① 导尿包置于病人两腿间打开,注意要形成无菌区,用品布局合理;	• 导尿包紧靠臀部打开包布,包部开口朝向床尾。
② 倒消毒液于小药杯内;	• 若使用气囊导尿管,打开导尿管、空针封套,将其置入无菌区域内,无菌溶液置于适当位置。
③ 戴无菌手套;	• 严格执行无菌技术。
④ 铺洞巾,使尿道口部位露出于洞巾开口处:	
a. 两手各持无菌洞巾角;	
b. 将洞巾角稍向内卷,以防双手接触到患者双腿而污染手套;	• 注意勿跨越无菌区。
c. 将洞巾的洞口对准尿道口铺平。	
⑤ 若使用气囊导尿管,注入 5~10ml 生理盐水(或无菌蒸馏水)试充气囊,确保气囊无渗漏再抽出所有生理盐水;	
⑥ 润滑导尿管前端。	
6. 消毒尿道口:一手将小阴唇拔开,以暴露尿道口(此手不拿开,直到尿导出后才可移开),一手持血管钳夹取小药杯内棉球消毒尿道口。	• 消毒顺序:尿道口→对侧小阴唇→近侧小阴唇→尿道口;消毒完毕后将弯盘至于床尾,注意勿跨越无菌区。
7. 插尿管:	
① 导尿管的末端置于治疗碗内。	
② 血管钳夹持导尿管轻轻插入尿道 4~6cm;	
③ 见尿液流出再插入 1cm(若为气囊导尿管,见尿后再插入 2~3cm);	

④ 用无菌治疗碗接取尿液。

8. 必要时留取尿标本。
9. 保留导尿：
① 留置导尿时须妥善固定导尿管；

② 若为气囊导尿管，根据导尿管上注明的气囊容积向气囊内注入等量的生理盐水(无菌蒸馏水)，向外轻拉导尿管使之固定在尿道内口。
③ 取下洞巾，接尿袋。

10. 拔管。

11. 安置病人(撤中单，帮助病人穿裤，整理床铺，询问有无不适，交代注意事项)。
12. 打开门窗，撤屏风。
13. 终末处理。
14. 洗手，记护理记录。
15. 效果评价。

- 膀胱高度膨胀者第一次导尿量不应超过 1000ml，以防腹压突然下降引起虚脱，膀胱黏膜充血，发生血尿。

- 固定时，需在尿道口与大腿间留足够的长度，以利活动；尿管不扭曲，保持通畅，保持会阴部清洁。
- 保留导尿期间采用间歇夹管方式训练膀胱反射功能，观察尿液情况，鼓励病人多饮水，每周复查尿常规。
- 尿袋的位置低于膀胱，以避免尿液回流。
- 拔管后注意观察病人排尿情况；若气囊导尿管，需先抽出生理盐水。

【考核评价】

1. 操作中注意和病人交流，观察病人情况，注意保暖和保护病人隐私，病人安全。

2. 严格执行无菌操作原则。

3. 病人(家属)了解导尿的目的，病人情绪稳定，主动配合。

【口试题】

1. 女病人导尿时第一次消毒和第二次消毒的顺序是什么？

答：第一次消毒的顺序是：用消毒液棉球分别擦洗以下部位：阴阜→对侧大阴唇→近侧大阴唇→对侧小阴唇→近侧小阴唇→尿道口→阴道口→肛门。

第二次消毒的顺序是:取用小药杯内消毒液棉球分别擦洗以下部位:尿道口→对侧小阴唇→近侧小阴唇→尿道口。

2. 女病人导尿的注意事项有哪些?

答:① 尿潴留病人一次导出尿量不超过 1000ml,以防腹压突然下降出现虚脱,膀胱黏膜充血发生血尿。② 如病人为留置导尿须妥善固定,尿管不扭曲,保持通畅,引流管低于膀胱位,保持会阴部清洁。采用间隙夹管的方式训练膀胱反射功能,观察尿液情况,鼓励病人多饮水,每周复查尿常规。③ 拔管后注意病人排尿情况。

【附:考核评分标准】

项目	评 分 标 准	分值	A ×1	B ×0.7	C ×0.5	得分
			评分标准			
评估 (10)	1. 核对病人,自我介绍,解释操作目的;与病人沟通时态度和蔼,用语恰当。	3				
	2. 病人病情、心理反应及配合程度;了解病人膀胱充盈度、最后一次小便时间及会阴部情况。	4				
	3. 病房环境是否清洁以及室内温度等。	3				
准备 (15)	1. 护士:仪表端庄,衣帽整洁,戴好口罩,洗手。	5				
	2. 物品准备齐全;必要时协助病人清洗会阴;关门窗,必要时调室温,遮挡病人。	10				
流程及注意事项 (60)	1. 核对病人,解释操作方法,请病人配合。便盆放于合适位置。	3				
	2. 脱对侧裤腿盖在近侧腿上,对侧用被单盖好。	3				
	3. 臀下垫橡胶单、治疗巾,摆好体位,暴露外阴适当。	3				
	4. 外阴消毒顺序、方法正确。	5				
	5. 打开导尿包,无菌区形成好,物品布局合理。	5				
	6. 倒消毒液,戴无菌手套,方法正确。	5				
	7. 铺洞巾时方法正确,不跨越无菌区。	2				
	8. 润滑导尿管前端并放妥(若用气囊导尿管,需先确认气囊无渗漏,方法正确)。	2				
	9. 消毒尿道口顺序、方法正确。	5				
	10. 消毒完毕及时将弯盘拖出,不跨越无菌区。	2				
	11. 插尿管方法正确,深度符合要求。注意观察病人病情,保持和病人交流,随时询问病人的感受。	5 3				
	12. 排放尿液,留取尿标本;如需保留导尿,固定导尿管方法正确。	3				
	13. 拔管方法正确,拔管后注意观察病人排尿情况。	3				
	14. 安置病人,交待注意事项。	3				
	15. 终末处理。	3				
	16. 洗手,记护理记录。	5				
	17. 效果评价符合实际操作情况。					
提问 (5)						
考核评价 (10)	1. 操作中注意和病人交流,观察病人情况,注意保暖和保护病人隐私,病人安全。	4				
	2. 严格执行无菌操作原则。	3				
	3. 病人(家属)了解导尿的目的,病人情绪稳定,主动配合。	3				

第十五项　穿、脱隔离衣

【评估】

1. 解释操作目的:保护工作人员和病人,避免交叉感染。

2. 了解病人病情及采取的隔离种类及措施。

3. 隔离衣是否合身(长度要盖住自己工作服),有无破损、潮湿,放置区域(挂在半污染区)。

【准备】

1. 护士:仪表端庄,衣帽整洁,戴好口罩,洗手(注意换圆帽、取下手表、卷衣袖)。

2. 物品:衣架、隔离衣、刷手或泡手设备、操作物品。

3. 准备两盆泡手溶液及擦手毛巾。

【流程及注意事项】

流　程	注意事项
1. 穿隔离衣:	① 传染病隔离时,隔离衣外面为污染面,内面为清洁面;保护性隔离时,内面为污染面,外面为清洁面;② 隔离衣挂在半污染区或清洁区,清洁面朝外,挂在污染区,污染面朝外;③ 隔离衣每日更换;如遇潮湿或污染,立即更换。
① 手持衣领取下隔离衣,内面向自己;	
② 解开衣领系带,抓好领子;	
③ 一手持衣领,另一手伸入袖内穿好衣袖;同法穿好另一衣袖;	• 袖口有袖系带要扎好袖带。
④ 系好领子系带(或扣领扣);	
⑤ 分别将两侧衣边捏住;在身后对齐叠紧;	
⑥ 腰带背后交叉,回到前面打活结。	• 穿好隔离衣后,只能在规定的区域内活动。
2. 脱隔离衣:	
① 松开腰带,在前面打活结;	
② 先上拉衣袖过肘;塞好衣袖;	
③ 消毒手并擦干;	• 消毒手时,不能沾湿隔离衣,隔离衣也不能触及其他物品。
④ 解开领口;	

⑤ 一手伸入另一侧衣袖口内拉衣袖过手；

⑥ 衣袖遮住的手拉下另一衣袖过手；

⑦ 双手在袖内解开腰带；

⑧ 双臂退出衣袖，对肩翻过来；

⑨ 持衣领对齐衣边，扎好领子系带。

3. 挂好备用。

4. 效果评价。

【考核评价】

1. 隔离衣未污染环境及清洁物品。

2. 注意衣领和清洁面不被污染，隔离衣保持干燥。

3. 挂隔离衣备用时衣边对齐，如内面朝外衣袖不露出。

【口试题】

1. 何谓清洁区、半污染区及污染区？

答：① 清洁区：凡未和病人直接接触，未并被病原微生物污染的地区为清洁区。如医护办公室、治疗室、值班室等工作人员使用的场所。② 半污染区：凡有可能被病原微生物污染的地区为半污染区。如病区走廊、化验室等。③ 污染区：凡和病人接触，被病原微生物污染的地区为污染区。如病室、厕所、浴室等。

2. 穿脱隔离衣的注意事项有哪些？

答：① 传染性隔离时，隔离衣外面为污染面，内面为清洁面；保护性隔离时，隔离衣内面为污染面，外面为清洁面。② 穿隔离衣后，只能在规定区域内活动，不得进入清洁区。穿隔离衣前，应准备好工作中一切需用物品，避免穿隔离衣到清洁区取用物品。③ 隔离衣应每日更换，如遇潮湿或污染，应立即更换，如有破洞应补好。④ 穿隔离衣时，避免接触清洁物，系领口时勿使衣袖触及面部、衣领及工作帽；穿着隔离衣时，须将内面工作服完全遮盖；消毒手时，不可沾湿隔离衣。⑤ 隔离衣挂在半污染区或清洁区时，清洁面朝外；挂在污染区时，污染面朝外，衣边对齐不得使衣袖露出或衣边污染面盖过清洁面。

【附：考核评分标准】

项目	评 分 标 准	分值	A ×1	B ×0.7	C ×0.5	得分
			评分标准			
评估 (10)	1. 解释操作目的。 2. 病人病情及采取的隔离种类、措施。 3. 评估隔离衣是否符合要求。	3 4 3				
准备 (15)	1. 护士:仪表端庄,衣帽整洁,戴好口罩,取下手表,卷衣袖,洗手。 2. 物品准备齐全,准备两盆泡手溶液,擦手毛巾。	5 10				
流程及注意事项 (65)	1. 取下隔离衣方法正确。 2. 解开衣领系带,抓好领子。 3. 穿衣袖方法正确。 4. 系好领子系带。 5. 隔离衣身后对齐叠紧。 6. 扎腰带方法正确。穿好隔离衣后在规定的区域内活动。 7. 脱隔离衣时先松开腰带,在前面打活结。 8. 先上拉衣袖过肘,塞好衣袖。 9. 消毒手方法正确。 10. 解领口。 11. 脱衣袖方法正确。 12. 双手在袖内解开腰带方法正确。 13. 双臂退出衣袖,对肩翻过来。 14. 持衣领对齐衣边,扎好领子系带。 15. 挂妥备用。 16. 效果评价符合实际操作情况。	3 3 5 3 5 5 3 5 3 3 5 3 3 3 3 5				
提问 (5)						
考核评价 (10)	1. 隔离衣未污染环境及清洁物品。 2. 衣领和清洁面未被污染;隔离衣保持干燥。 3. 挂隔离衣备用时衣边对齐,如内面朝外衣袖不露出。	4 3 3				

第十六项　吸痰

【评估】

1. 携带治疗盘内放听诊器、电筒、压舌板至病人床边。

2. 核对病人,自我介绍,解释操作目的(清除呼吸道分泌物,保持呼吸道通畅。昏迷病人向家属解释)。

3. 病人病情、治疗、呼吸、血氧饱和度和浓度等情况,听诊有无痰鸣音。

4. 检查病人口、鼻腔分泌物、黏膜有无破损,有无鼻息肉、鼻中隔弯曲,有无假牙。

5. 病房内电源插座与吸引器的插头是否相吻合,是否需要接线板。

6. 检查负压吸引器:插电源,查引流瓶有无消毒液,瓶盖、接头有无松动,有无装满有消毒液的小瓶子(插吸痰管接头用),调节负压。

【准备】

1. 护士:仪表端庄,衣帽整洁,戴好帽子和口罩,洗手、戴手套。

2. 物品:电动吸引器或中心吸引器;治疗盘内备无菌碗或盖罐(一只盛无菌等渗盐水,一只盛吸痰管数根)、弯盘、镊子、纱布、压舌板、电筒、棉签、口腔用药、听诊器(昏迷病人需带开口器、拉舌钳,必要时戴手套)。

【流程及注意事项】

流　程	注意事项
1. 备齐用物至病人床前,核对病人,解释操作方法并请病人配合。	
2. 吸痰前:	
① 插电源,打开吸引器;	• 若为中心吸引则安装中心吸引器。
② 调节压力;	• 成人:300 ~ 400mmHg (0. 04 ~ 0.053Mpa);小儿:250~300mmHg (0.033~0.04MPa)。

③ 检查病人的口腔；
④ 病人头部转向操作者，昏迷病人协助张口；
⑤ 连接吸痰管并试吸是否通畅。

- 如有活动义齿需取下。

3. 吸痰：

① 阻断负压，将无吸力状态的吸痰管插入口或鼻腔（或气管切开套管）；
② 控制住压力，用拇指及食指捏住吸痰管以轻柔旋转方式抽吸；

- 吸痰前给予高浓度、高流量吸氧1～2分钟。
- 若使用气管内管，插入长度应超过气管内管。
- 吸痰时禁用间歇压力；单次吸痰时间一般不超过15秒；抽吸间隔时间约20～30秒，让患者休息且给予高浓度、高流量吸氧；吸痰时注意观察病人的面色、意识及呼吸情况；吸痰过程中严格执行无菌操作原则；对气管插管或气管切开患者，要预防管路滑脱；痰液粘稠者可配合叩击、雾化吸入等方法，以提高吸痰效果。

③ 同法吸痰数次；

- 吸痰间隔之间抽吸无菌等渗盐水以清洗吸痰管。

④ 吸净气管、鼻及口腔痰液。

- 吸痰顺序：气管切开套管或气管内管→鼻腔→口腔；如先吸口腔，应更换吸痰管再吸气管切开套管或鼻。

4. 吸痰毕：
① 观察黏膜有无损伤。
② 给予高浓度、高流量吸氧至少1分钟，让患者休息；
③ 擦净面部及口、鼻分泌物。

5. 安置病人（必要时做口腔护理）。

6. 终末处理。

- 吸引器贮液瓶吸出液不要过满，要及时倾倒。

7. 洗手，记护理记录。

8. 效果评价。

【考核评价】

1. 操作中注意和病人交流,观察病人情况,及时发现病情变化,病人安全。

2. 吸痰动作轻柔、熟练。病人呼吸道分泌物及时吸净,气道通畅,缺氧改善。

3. 病人和家属理解吸痰的必要性。

【口试题】

1. 吸痰时的压力调节为多少?

答:成人:300～400mmHg(0.04～0.053MPa)。小儿:250～300mmHg(0.033～0.04MPa)。

2. 吸痰的注意事项有哪些?

答:① 操作动作应轻柔、准确、快速,吸痰前后应当给予高流量吸氧,吸痰时间不宜超过 15 秒,如痰量较多,需要再次吸引,应间隔 3～5 分钟,病人耐受后再进行,一根吸痰管只能使用一次。② 吸引器贮液瓶吸出液不要过满,及时倾倒。电动吸引器连续使用不得超过 2 小时。③ 如病人痰液粘稠,可配合翻身扣背、雾化吸入,如病人发生缺氧的症状如紫绀、心率下降等症状时,应当立即停止吸痰,休息后再吸。

【附:考核评分标准】

项目	评 分 标 准	评分标准				得分
		分值	A ×1	B ×0.7	C ×0.5	
评估 (10)	1. 核对病人,自我介绍,解释操作目的;根据病人情况与病人沟通,态度和蔼,用语恰当。	3				
	2. 病人病情、治疗、呼吸、血氧饱和度和浓度情况,了解病人口腔、鼻腔情况及有无假牙。	4				
	3. 负压吸引器性能及病房内电源插座与吸引器的插头是否相吻合。	3				
准备 (15)	1. 护士:仪表端庄,衣帽整洁,戴好口罩,洗手,戴手套。	5				
	2. 物品准备齐全,根据评估情况准备接线板,负压吸引器功能完好。	10				
流程及注意事项 (60)	1. 核对病人,解释操作方法,请病人配合。	3				
	2. 插电源,打开吸引器;调节压力适合。	5				
	3. 检查病人的口腔(如有活动义齿需取下),病人头部转向操作者,昏迷病人协助张口。	5				
	4. 连接吸痰管并试吸是否通畅。	3				
	5. 吸痰方法正确,动作轻柔。	15				
	6. 吸痰次数,根据病人情况,吸痰间隔之间抽吸无菌等渗盐水。	5				
	7. 吸痰顺序正确。操作中注意和病人交流,注意观察病人的面色及呼吸情况。	5				
	8. 吸痰毕,观察黏膜有无损伤,擦净面部及口、鼻分泌物。	5				
	9. 安置病人,必要时做口腔护理。	3				
	10. 终末处理。	3				
	11. 洗手,记护理记录。	3				
	12. 效果评价符合实际操作情况。	5				
提问 (5)		5				
考核评价 (10)	1. 操作中注意和病人交流,观察病人情况,及时发现病情变化,病人安全。	4				
	2. 吸痰动作轻柔、熟练,病人呼吸道分泌物及吸净,气道通畅,缺氧改善。	3				
	3. 病人和家属理解吸痰的必要性。	3				

第十七项 洗胃

【评估】

1. 呼唤病人姓名,判断其意识状态,检查呼吸、脉搏及瞳孔变化。

2. 了解中毒情况(毒物性质、量、时间、途径等),是否已采取措施(催吐);有无洗胃禁忌证(① 吞服强腐蚀性毒物者禁忌洗胃,可给予药物或物理性拮抗剂,如牛奶、豆浆、蛋清、米汤等;② 肝硬化伴食管胃底静脉曲张、近期内有上消化道出血及穿孔病人、上消化道溃疡、胃癌等不宜洗胃)。

3. 检查口、鼻腔黏膜有无破损及口中异味,有无假牙。

4. 病人的心理状态及合作程度,解释操作目的(① 解毒;② 减轻胃黏膜水肿;③ 为某些手术或检查做准备)。昏迷病人和家属交流。

5. 检查洗胃机,功能完好。

【准备】

1. 护士:仪表端庄,衣帽整洁,戴好口罩,洗手,戴手套。

2. 物品:治疗盘内放治疗碗、胃管、无菌镊、压舌板、纱布、弯盘、50ml注射器、听诊器、石蜡油、棉签、橡胶单、治疗单、胶布、水温计、量杯、电筒,洗胃溶液(25℃～38℃,按需备量),水桶,洗胃机,必要时备标本容器、开口器、舌钳、牙垫。

3. 病人:如有假牙者取出假牙;选择体位(昏迷病人取去枕平卧位,头侧向一边;清醒病人多取左侧卧位);选择洗胃溶液(可选择温开水或等渗盐水;毒物性质明确后采用高效解毒剂洗胃)。

4. 环境:宽敞,必要时屏风遮挡。

【流程及注意事项】

流　程	注意事项
1. 备齐用物至病人床前,核对病人;解释操作方法并请病人配合(清醒病人)。	
2. 接通电源。	
3. 插胃管:	
① 胸前围橡胶单及治疗巾;弯盘就近放置;	
② 连接胃管;润滑胃管前端;	• 连接胃管时注意管子的色环,连接正确。
③ 测量长度;	• 发际至剑突的长度作标记。
④ 胃管自口腔轻轻插入 10～15cm,嘱病人做吞咽工作,随吞咽动作将胃管慢慢插入约 45～55cm;	• 插管时注意避免误入气管。
⑤ 验证胃管在胃内;	• 按电源键→按清胃键→观察有胃液或胃内容物流出。
⑥ 固定胃管;	
⑦ 按速度键选择洗胃速度。	• 老弱、儿童选择"Ⅲ"或"Ⅳ"档,一般成人选择"Ⅱ"档,紧急抢救选择"Ⅰ"档。
4. 洗胃:按洗胃键进行洗胃,洗至洗出液澄清、无异味。	• 观察病人面色、脉搏、呼吸、血压,洗出液的性质、颜色、气味、量,发现异常立即停止,进行处理;若发现官腔堵塞时,按"反冲"键解除。
5. 拔管:胃管与洗胃机分离,使胃管下端自然下垂,并按压病人胃部,使液体流出,约5～10分钟拔除胃管。	
6. 安置病人。	
7. 终末处理。	
8. 洗手,记护理记录。	
9. 效果评价。	

【考核评价】

1. 操作中注意观察病人情况,及时发现病情变化。

2. 各管道连接正确,操作熟练;洗胃效果好,未出现并发症。

3. 病人和家属了解洗胃目的,情绪稳定。

【口试题】

1. 每次洗胃灌入量为多少？为什么？电动洗胃的压力多少为宜？

答：每次洗胃灌入量为 500ml 为限,可反复多次灌洗。如灌入量过多,液体可从口鼻腔内涌出,有窒息的危险,还可引起急性胃扩张,使胃内压上升,增加毒物吸收,胃扩张又易兴奋迷走神经,引起反射性心脏骤停。电动吸引洗胃的压力不宜过大,应保持在1000mmHg,以免损伤胃黏膜。

2. 洗胃的注意事项有哪些？

答：① 插胃管时动作要快,切勿损伤病人食管及误入气管。② 当病人中毒性质不明时,及时抽取胃内容物送检,洗胃液应选择温开水或生理盐水,毒物性质明确后采用解毒剂洗胃。③ 幽门梗阻病人洗胃宜在饭后 4～6 小时或者空腹时进行,并记录胃内潴留量,以了解梗阻情况,供补液参考。④ 吞服强酸或强碱性药物者禁忌洗胃,可给予药物或物理性拮抗剂,如牛奶、豆浆、蛋清及米汤等。⑤ 洗胃过程中,密切观察病人面色、脉搏、呼吸、血压及洗出液的性质、颜色、气味及量,并准确记录。如出现血性液体,应立即停止洗胃,进行处理。

【附：考核评分标准】

项目	评 分 标 准	分值	评分标准 A ×1	B ×0.7	C ×0.5	得分
评估 (10)	1. 呼唤病人姓名,判断其意识状态,检查呼吸、脉搏及瞳孔变化。	3				
	2. 了解中毒情况及有无洗胃禁忌证,了解病人口腔、鼻腔情况及有无假牙。	4				
	3. 了解病人的心理状态及合作程度,解释操作目的。	3				
准备 (15)	1. 护士:仪表端庄,衣帽整洁,戴好口罩,洗手,戴手套。	5				
	2. 物品准备齐全,根据评估情况准备洗胃溶液;洗胃机功能完好。	10				
流程及注意事项 (65)	1. 核对病人;解释操作方法,请病人配合(清醒病人)。	3				
	2. 选择体位正确;如有假牙者取出假牙。	3				
	3. 接通电源,胸前围橡胶单及治疗巾;弯盘就近放置。	3				
	4. 连接胃管(注意管子的色环),连接正确。	3				
	5. 润滑胃管前端;测量长度正确。	3				
	6. 插胃管方法正确。	5				
	7. 验证胃管在胃内方法正确。	5				
	8. 根据病人情况选择洗胃速度。	5				
	9. 按洗胃键进行洗胃;发现管腔堵塞时处理方法正确。	5				
	10. 洗胃过程中注意观察病人情况(面色、脉搏、呼吸、血压,洗出液的性质、颜色、气味、量)。	5				
	11. 洗至洗出液澄清、无异味。	3				
	12. 拔管方法正确。	3				
	13. 安置病人。	3				
	14. 终末处理。	3				
	15. 洗手,记护理记录。	3				
	16. 效果评价符合实际操作情况。	5				
提问 (5)						
考核评价 (10)	1. 操作中注意观察病人情况,及时发现病情变化。	4				
	2. 各管道连接正确,操作熟练;洗胃效果好,未出现并发症。	3				
	3. 病人和家属了解洗胃的目的,情绪稳定。	3				

第十八项　尸体料理

【评估】

1. 了解病人诊断、死亡原因(是否为传染病人)及时间。

2. 了解死者的宗教信仰、死者家属的要求及对死亡的态度,安慰家属。

3. 评估尸体的清洁程度,有无伤口、引流管,有无胶布痕迹等。

【准备】

1. 护士:仪表端庄,衣帽整洁,戴好口罩,洗手,必要时戴手套,穿隔离衣。

2. 物品:尸体鉴别卡、尸单、血管钳、不脱脂棉球少许、绷带、纱布、剪刀、弯盘、棉签、胶布、别针,必要时备擦洗用具、湿棉花、梳子(口未闭需准备四头带)。

3. 环境:遮挡病人

【流程及注意事项】

流　程	注意事项
1. 由医生宣布患者死亡后,拔除气管内管及患者身上所有管路。	• 尸体料理应在确认病人死亡、医师开具死亡诊断书后尽快进行。既可防止尸体僵硬,也可避免对其他病人产生不良影响。
2. 置于平卧位,头下垫一枕。	• 注意保持遗体平直。
3. 除去身上饰物交家属保管。	
4. 辙去盖被或拆去盖被棉胎,盖大单或被套。	
5. 洗脸,闭合眼睑,有假牙者代为装上。	• 如有张口情况可用绷带固定托起下颌。
6. 棉花球塞口、鼻、耳、肛门、阴道。	• 防排泄物、分泌物流出。
7. 擦洗全身。	• 有伤口者更换伤口敷料,擦净痕迹。
8. 更衣,梳发。	• 根据不同习俗,可由家属协助穿寿衣。
9. 尸体鉴别卡别于衣服上或手腕部。	

10. 尸单覆盖尸体或用尸单包裹尸体,并在下肩、下腰、脚踝部分别用带子扎好;别尸卡。
11. 移尸体于平车,盖被套。
12. 整理病人遗物交家属。
13. 终末处理。
14. 洗手,记护理记录。
15. 效果评价。

• 传染病病人的尸体按规定处理。

【考核评价】
1. 操作熟练,尸体整洁,尸体包裹妥当。
2. 尊重死者,安慰家属;安置好同室病人。

【口试题】
1. 尸体料理的三张尸体鉴别卡应别于哪三个地方?
答:别于病人手腕部衣服上、尸单上及存放尸体的抽屉上。
2. 尸体料理的三根带子应扎于哪三个地方?
答:下肩部、下腰部及脚踝部。
3. 尸体料理的注意事项有哪些?
答:① 尸体料理应在确认病人已死亡,医师开具死亡诊断书后尽快进行。既可防止尸体僵硬,也可避免对其他病人产生不良影响。② 传染病病人的尸体按规定处理。

【附:考核评分标准】

项目	评 分 标 准	评分标准				得分
		分值	A ×1	B ×0.7	C ×0.5	
评估 (10)	1. 了解病人诊断、死亡原因(是否为传染病病人)及时间。	3				
	2. 了解病人的宗教信仰、家属的要求及对死亡的态度,安慰家属。	4				
	3. 尸体的清洁程度,有无伤口、引流管,有无胶布痕迹及有无张口。	3				
准备 (15)	1. 护士:仪表端庄,衣帽整洁,戴好口罩,洗手,必要时戴手套,穿隔离衣。	5				
	2. 物品准备齐全,遮挡病人。	10				
流 程 及 注 意 事 项 (60)	1. 拔除患者身上气管内管及所有管路。	3				
	2. 置于平卧位,头下垫一枕。	3				
	3. 除去身上饰物交家属保管。	3				
	4. 辙去盖被,盖大单或被套。	2				
	5. 洗脸;闭合眼睑,有假牙者代为装上,必要时用四头带托起下颌。	5				
	6. 棉花球塞孔符合要求。	10				
	7. 擦洗全身,有伤口需更换伤口敷料。	3				
	8. 更衣方法正确。	5				
	9. 梳发。	2				
	10. 尸体鉴别卡别于衣服上或手腕部。	2				
	11. 尸单包裹尸体方法正确。	3				
	12. 别尸卡。	2				
	13. 移尸体于平车;盖大单或被套。	3				
	14. 整理病人遗物交家属。	3				
	15. 终末处理符合要求。	3				
	16. 洗手,记护理记录。	3				
	17. 效果评价符合实际操作情况。	5				
提问 (5)						
考核 评价 (10)	1. 操作熟练,尸体整洁,尸体包裹妥当。	5				
	2. 尊重死者,安慰家属;安置好同室病人。	5				

第十九项　保护带的应用

【评估】

1. 核对病人，自我介绍，告之方法，征求病人或家属同意（昏迷病人向家属解释）；解释操作目的（对不合作或自伤、伤人的病人限制其身体或肢体活动；确保病人安全，保证治疗、护理顺利进行）。

2. 病人病情、治疗、肢体活动情况；有无骨质疏松史或引起骨质疏松的危险因素。

【准备】

1. 护士：仪表端庄，衣帽整洁，戴好口罩，洗手。

2. 物品：棉垫数块、保护带。

【流程及注意事项】

流　程	注意事项
1. 备齐用物至病人床前，核对病人，解释操作方法并请病人配合（必要时请家属配合）。	
2. 协助病人取舒适卧位。	
3. 约束肢体：	• 保护带只能短期使用，应定时松解并协助病人翻身以确保病人安全。
① 棉垫包裹手腕或踝部；	
② 将保护带打成双手套结套在棉垫外，稍拉紧，使之不脱出；	• 保护带结套不可直接套在手上；使用时肢体处于功能位，松紧适宜。
③ 将保护带系于床沿。	• 密切注意约束的松紧度，观察约束部位的皮肤颜色、温度及脉搏；每2小时解开固定带一次，并给予翻身，协助肢体关节被动运动，进行局部按摩。根据患者具体情况调整约束位置。
4. 约束肩部：	
① 病人双侧腋下垫棉垫；	
② 保护带置于病人肩下；	

③ 双侧分别穿过病人腋下及背后的保护带,在背部两侧交叉后分别固定于床头。

• 密切注意约束的松紧度,观察约束肢体末端的脉搏、皮肤颜色、温度;每2小时解开固定带一次,并给予翻身,协助肢体关节被动运动,进行局部按摩。根据患者具体情况调整约束位置。

5. 整理床单元及用物。
6. 洗手,记护理记录。
7. 效果评价。

【考核评价】

1. 操作中注意和病人交流,注意观察病人约束肢体末端的脉搏、皮肤颜色、温度,病人处于安全保护之中,无血液循环不良、皮肤破损或骨折。

2. 严格掌握应用指征,注意维护病人自尊。

3. 病人或家属理解使用保护带的重要性、安全性,同意并配合使用。

【口试题】

1. 保护带使用时间为多长?

答:保护带约束属于制动措施,使用时间不宜过长,病情稳定或者治疗结束后应及时解除约束。需较长时间约束者,每2小时松解约束带一次并活动肢体,协助病人翻身。

2. 使用保护带的注意事项有哪些?

答:① 严格掌握应用指针,注意维护病人自尊。② 实施约束时,将病人肢体处于功能位,约束带松紧适宜,以能伸进一、二手指为原则,并密切观察约束部位的皮肤状况,必要时进行局部按摩。③ 记录使用约束带情况并交接班,包括约束的原因、时间、约束带的数目、约束部位、约束部位皮肤状况及解除约束时间等。

【附:考核评分标准】

项目	评 分 标 准	评分标准				得分
		分值	A ×1	B ×0.7	C ×0.5	
评估 (10)	1. 核对病人,自我介绍,解释操作目的,告之方法,征求病人或家属同意;与病人(或家属)沟通时态度和蔼,用语恰当。 2. 病人病情、治疗、肢体活动情况,了解病人有无骨质疏松史或引起骨质疏松的危险因素。	3 4 3				
准备 (15)	1. 护士:仪表端庄,衣帽整洁,戴好口罩,洗手。 2. 物品准备齐全。	5 10				
流程及注意事项 (60)	1. 核对病人,解释操作方法,请病人配合(必要时请家属配合)。 2. 协助病人取舒适卧位。 3. 棉垫包裹手腕或踝部。 4. 将保护带打成双手套结套在棉垫外,结套不与手腕部皮肤直接接触,松紧适宜,手腕不脱出。 5. 将保护带系于床沿,肢体处于功能位。 6. 密切观察约束部位的皮肤颜色,必要时进行局部按摩。 7. 约束肩部时病人双侧腋下垫棉垫。 8. 保护带置于病人肩下,方法正确。 9. 双侧保护带固定方法正确。 10. 操作中注意保持和病人交流,随时询问病人的感受,并定时松解,协助病人翻身。 11. 洗手,记护理记录。 12. 效果评价符合实际操作情况。	3 3 3 10 5 5 3 5 10 5 3 5				
提问 (5)						
考核评价 (10)	1. 操作中保持和病人交流,注意观察病人病情变化及约束部位的皮肤颜色、温度及脉搏,病人安全。 2. 严格掌握应用指征,注意维护病人自尊。操作中动作娴熟。 3. 病人或家属理解使用保护带的重要性、安全性,同意并配合使用。	4 3 3				

第二十项　心肺复苏(成人)

【准备】

视情况准备:听诊器、血压计、纱布、除颤仪、简易呼吸气囊,必要时备心脏按压板。

【流程及注意事项】

流　程	注意事项
1. 判断病人意识。	• 呼唤病人,摇晃病人肩部,同时呼救快来人啊……
2. 判断病人呼吸:操作者脸贴近病人口鼻部感受病人有无呼吸,同时观察病人胸廓有无起伏。	• 时间 5 秒(可用数数的方法:101. 102. 103. 104. 105)。
3. 打开气道:用按额托颌法,如颈部有创伤者可用下颌前推法。	
4. 用气囊给气两次。	
5. 判断病人有无心跳:摸颈动脉,时间 5 秒。	• 可用数数的方法:101. 102. 103. 104. 105。
6. 胸外心脏按压:抢救者位于病人一侧,左手掌根部置于病人按压部位,右手掌压在左手背上,双肘关节伸直,利用身体重量,垂直向下用力按压。	
① 按压部位:两乳头连线中点。	
② 按压深度:胸骨下陷 4～5 厘米(儿童 2.5 厘米,婴儿 1.5 厘米)。	
③ 按压频率:成人和儿童均为 100 次/分(婴儿为 120 次/分)。	
④ 胸外按压与人工呼吸比例:单人或双人操作成人均为 30∶2(儿童在气道未受保护时单人操作比例为 30∶2,两人操作比例为 15∶2)。	
⑤ 做 5 个循环或两分钟轮换按压者 1 次,轮换时间不应超过 5 秒。	
⑥ 胸外心脏按压要有力要快,每次胸廓要完全回缩再进行按压,按压和放松的时间要均等。	

⑦ 除颤后应立即行胸外心脏按压，做5个循环或两分钟后，再检查脉搏、心电图。

7. 检查脉搏、心跳，判断心、肺复苏是否有效。

【考核评价】

1. 抢救及时，动作准确。

2. 人工呼吸与心脏按压指标显示有效。

【口试题】

1. 如何判断病人呼吸停止？

答：通过看、听、感觉三步骤来完成（看：胸部有无起伏；听：有无呼吸音；感觉：有无气体逸出），判断时间为5秒钟，无反应表示呼吸停止。

2. 如何判断病人心跳停止？

答：操作者食指和中指指尖触及病人气管正中部（相当于喉结的部位），旁开两指，至胸锁乳突肌前缘凹陷处，判断时间为5秒钟，如无颈动脉搏动表示心跳停止。

3. 应用简易呼吸器有哪些要求？

答：如有条件的情况下将简易呼吸器连接氧气，氧流量8～10升/分，一手以"EC"手法固定面罩，另一手挤压简易呼吸器，每次送气400～600ml，频率10～12次/分。

4. 心肺复苏的有效指针是什么？

答：① 病人意识恢复，面色红润。② 能触及脉搏搏动，心跳恢复。③ 有自主呼吸。

5. 心肺复苏的注意事项有哪些？

答：① 人工呼吸前需保持气道通畅，送气量不宜过大，以免引起病人胃部胀气。② 胸外心脏按压部位要准确，要确保足够的按压频率及深度，尽可能不中断胸外按压，每次胸外按压后要让胸廓充分的回弹，以保证心脏得到充分的血液回流。③ 胸外按压时肩、肘、腕在一条直线上，并与病人身体长轴垂直。按压时，手掌掌根不能离开胸壁。

【附：考核评分标准】

项目	评 分 标 准	评分标准				得分
		分值	A ×1	B ×0.7	C ×0.5	
准备 (10)	视环境条件准备用物。	10				
流程及注意事项 (75)	1. 判断病人意识准确,同时呼救。	5				
	2. 判断病人呼吸,方法正确。	5				
	3. 打开气道,方法正确。	5				
	4. 用气囊给气两次,无漏气。	5				
	5. 判断病人有无心跳,方法正确。	5				
	6. 胸外心脏按压:姿势正确,按压部位、深度、频率及比例与给气符合要求。	30				
	7. 做5个循环或两分钟轮换按压者1次,轮换时间不超过5秒。	5				
	8. 检查脉搏、心跳,判断心、肺复苏是否有效。	5				
	9. 安置病人。	2				
	10. 洗手,记护理记录。	3				
	11. 效果评价符合实际操作情况。	5				
提问 (5)						
考核评价 (10)	1. 抢救及时,动作迅速、准确。	5				
	2. 人工呼吸与心脏按压指标显示有效。	5				

第二十一项　洗手法

【评估】

1. 操作环境是否宽敞明亮。

2. 有无非接触式自来水龙头和齐腰高的水槽。

【准备】

1. 护士:仪表端庄,衣帽整洁,戴好口罩,帽子,剪平指甲,外科手术洗手前需穿好洗手衣。

2. 物品:洗手液或肥皂,干燥的无菌擦手巾或一次性纸巾。

【流程及注意事项】

流　程	注意事项
◆一般洗手(六步洗手法)	• 洗手时注意手部皮肤无破损,手部不佩带戒指、手镯等饰物;认真清洗指甲、指尖、指缝和指关节等易污染的部位。
1. 打开水龙头,湿润双手。	
2. 取肥皂或按压肥皂液于手上。	
3. 洗手掌:掌心相对,手指并拢相互摩擦。	• 搓洗时间 20～30 秒。
4. 洗背侧指缝:手心对手背沿指缝相互搓擦,双手交换进行。	• 搓洗时间 20～30 秒。
5. 洗掌侧指缝:掌心相对,双手交叉沿指缝相互摩擦。	• 搓洗时间 20～30 秒。
6. 洗拇指:一手握另一手大拇指旋转搓擦,双手交换进行。	• 搓洗时间 20～30 秒。
7. 洗指背:弯曲各手指关节,半握拳把指背放在另一手掌心旋转搓擦,双手交换进行。	• 搓洗时间 20～30 秒。
8. 洗指尖:弯曲各手指关节,把指尖合拢在另一手掌心旋转搓擦,双手交换进行。	• 搓洗时间 20～30 秒。

9. 搓揉结束用流水冲净手上的洗手液（或肥皂）。	• 也可将洗手分为七步，即增加清洗手腕，非手术前洗手者达腕关节上5厘米即可。
10. 用干燥的擦手毛巾或一次性纸巾擦干双手。	• 如使用的是接触式自来水龙头，用擦手纸包住水龙头关紧，以防止手部再污染。
◆外科洗手	
1. 穿好洗手衣。	
2. 按六步洗手法搓揉双手。	
3. 洗前臂和上臂下1/3。	
4. 搓揉结束用流水冲净手、臂上的洗手液（或肥皂）。	• 保持手指朝上，将双手悬空举在胸前，使水由指尖流向肘部，避免倒流。
5. 用干燥的无菌擦手巾擦干双手。	• 擦手的小毛巾应一用一消毒。

【考核评价】

1. 正确应用六步或七步洗手法，双手清洗干净。

2. 冲洗双手时，避免水溅湿衣裤。

【口试题】

1. 一般洗手的目的有哪些？

答：去除手部皮肤污垢、碎屑和部分致病菌。

2. 外科手消毒的目的有哪些？

答：① 清除指甲、手、前臂的污物和暂居菌。② 将常居菌减少到最低程度。③ 抑制微生物的快速生长。

【附：考核评分标准】

项目	评 分 标 准	评分标准				得分
		分值	A ×1	B ×0.7	C ×0.5	
评估 (10)	1. 操作环境是否宽敞明亮。 2. 有无非接触式自来水龙头和齐腰高的水槽。	5 5				
准备 (15)	1. 护士:仪表端庄,衣帽整洁,戴好口罩、帽子,剪平指甲,外科手术洗手前需穿好洗手衣。 2. 物品准备齐全。	5 10				
流程及注意事项 (60)	1. 打开水龙头,湿润双手,取肥皂或按压肥皂液于手上。 2. 洗手掌方法正确,搓揉时间符合要求。 3. 洗背侧指缝方法正确,搓揉时间符合要求。 4. 洗掌侧指缝方法正确,搓揉时间符合要求。 5. 洗拇指方法正确,搓揉时间符合要求。 6. 洗指背方法正确,搓揉时间符合要求。 7. 洗指尖方法正确,搓揉时间符合要求。 8. 流水冲净双手方法正确,冲洗干净。 9. 擦干双手。 10. 效果评价符合实际操作情况。	6 6 6 6 6 6 6 6 6 6				
提问 (5)						
考核评价 (10)	1. 正确应用六步或七步洗手法,双手清洗干净。 2. 冲洗双手时,避免水溅湿衣裤。	5 5				